《药品使用风险管理实用手册》系列丛书

腹膜透析液

风险管理手册

中国药品监督管理研究会药品使用监管研究专业委员会◎组织编写

陈　孝◎主编

中国健康传媒集团
中国医药科技出版社

图书在版编目（CIP）数据

腹膜透析液风险管理手册 / 陈孝主编；中国药品监督管理研究会药品使用监管研究专业委员会组织编写．— 北京：中国医药科技出版社，2022.11

（《药品使用风险管理实用手册》系列丛书）

ISBN 978-7-5214-3494-1

Ⅰ．①腹…　Ⅱ．①陈…②中…　Ⅲ．①腹膜透析—用药安全—风险管理—手册　Ⅳ．① R459.5-62

中国版本图书馆 CIP 数据核字（2022）第 204150 号

策划编辑　于海平　　**责任编辑**　王　梓　张　睿

美术编辑　陈君杞　　**版式设计**　也　在

出版　**中国健康传媒集团**｜中国医药科技出版社

地址　北京市海淀区文慧园北路甲 22 号

邮编　100082

电话　发行：010-62227427　邮购：010-62236938

网址　www.cmstp.com

规格　787 × 1092mm $^{1}/_{32}$

印张　3 $^{1}/_{4}$

字数　57 千字

版次　2022 年 11 月第 1 版

印次　2022 年 11 月第 1 次印刷

印刷　三河市万龙印装有限公司

经销　全国各地新华书店

书号　ISBN 978-7-5214-3494-1

定价　35.00 元

版权所有　盗版必究

举报电话：010-62228771

本社图书如存在印装质量问题请与本社联系调换

获取新书信息、投稿、为图书纠错，请扫码联系我们。

内容提要

本书为《药品使用风险管理实用手册》系列丛书之一，主要从腹膜透析液的遴选、采购与储存环节，处方、调剂、运送、居家使用环节，用药监测、用药教育风险管理等方面阐述药品的信息、风险点、风险因素及管控措施等内容。

本书可供医师、药师和护师参考使用。

丛书编委会

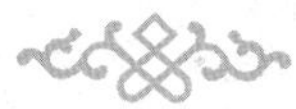

顾　　问　邵明立　张　伟　时立强

总 主 编　胡　欣

副总主编　陈　孝　杜　光　吕迁洲　苏乐群

童荣生　张　健　赵荣生

编　　委（按姓氏笔画排序）

丁玉峰　马　珂　马满玲　王少明

王建华　王春革　王晓玲　叶京云

史录文　包健安　冯婉玉　朱晓虹

刘向红　闫素英　安卓玲　李国辉

李朋梅　杨　悦　杨樟卫　沈　素

张　波　张幸国　张艳华　林　阳

罗　璨　封宇飞　赵志刚　侯锐钢

姜　玲　费小凡　席雅琳　崔一民

梁　艳　葛卫红　董　梅　董占军

童　刚　赖伟华　蔡本志　肇丽梅

颜小锋　魏　理　魏玉辉

本书编委会

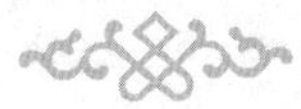

主　　编　陈　孝

副 主 编　王　勇　梁智敏

编　　委（按姓氏笔画排序）

刘　晶　苏健芬　陈凤仪　陈雪莹

张志豪　张桂枚　林建雄　郭中州

梁嘉俊　蒋敏兰　谢敏妍　黎银崧

策　　划　北京北方医药健康经济研究中心

监　　制　中国药品监督管理研究会

药品使用监管研究专业委员会

序

新时代，在我国创新驱动战略背景下，新药审评速度加快，新药上市层出不穷，给患者带来更新更快的治疗服务。但是，我国药品监管力量依然薄弱，科学合理审评面临巨大挑战。中国药品监管科学研究是为确保公众用药安全、有效、合理，不断提高公众健康水平而开展的一系列探索所形成的理论，以及手段、标准和方法。党中央、国务院高度重视药品安全，在监管体制改革、法规建设、基础建设等方面采取了一系列有力措施。随着我国经济社会发展步入新的时代，人民生活不断提高，公众对药品安全有效保证的要求不断增长，对药品的合理使用也更加关注。一旦药品安全发生问题，如不能迅速有效的妥善解决，不仅会威胁群众生命安全和社会安全，给群众和社会造成不可挽回的损失，严重时甚至会引发社会的不稳定。广大药师必须牢记保护和促进公众健康的初心和使命，努力建设强大的科学监管体系，同时必须大力推进监管科学发展与进步，进而实现药品科学监管。

目前，中国制药企业众多，中西药产品数目庞大，在中国加强药品使用风险评估与管理十分必要。参考先进国家新药监管经验，追踪国际最新研究动态，促进中国药品监督管理部门与医疗行业从业人员及患者社会之间的协作、沟通、交流，进而建立符合中国实际情况具有中国特色的药品使用风险监测评估管理体系，对于我们医疗从业人员来说，任重而道远。丛书针对以上现状，从药品进入医疗机构中的各环节作为切入点，分别列举各环节药品的风险，提出相应的管理措施，并对已知风险、未知风险和信息缺失内容予以标明，形成一部药品风险管理过程中的实用手册。作为我国药品风险管理相关的第一套按疾病治疗类别分册的专业书籍，以期为药品的临床使用风险管理提供参考依据，减少或避免用药风险，推动药品合理使用，促进医疗资源优化。力争成为医师、药师和护师的日常药品临床使用风险管理的专业口袋书。

医疗机构作为药品使用的最主要的环节，也是药品风险高发的区域，药品管理法对其药事管理提出明确要求，包括“医疗机构应当坚持安全有效、经济合理的用药原则，遵循药品临床应用指导原则、临床诊疗指南和药品说明书等合理用药，对医师处方、用药医嘱的适宜性进行审核。”这就要求药师在药品管理和合理用药指导等方面具有相应的技术能力并有据可依。本丛书按照疾病治疗类别分册介绍，从药品概述，药品遴选、采购与储存环节风险管理，临床使用管理，特殊患者使用管理和用药教育等多方面药品的信息、风险点、风险因素等进行梳理。本丛书旨在为医师、药师和护师提供用药指导和帮助，确保患者安全用药、降低药品风险，实现广大民众健康水平不断提高的崇高目标。在此特别撰文推荐。

谨此。

原国家食品药品监督管理局局长

中国药品监督管理研究会创会会长

2022 年 7 月 28 日于北京

编写说明

2017年6月中国国家药监部门加入ICH，开始加快接受并实施ICH相关技术指导原则的步伐。ICH E2系列指导原则的全面实施，将推动我国制药企业及医疗机构对药物研发、审批与上市后阶段药物安全和药物风险管理（PV）的认识和关注，也使得理解并建立PV体系、培养PV人才的迫切性和必要性日渐凸显。2019年新修订《药品管理法》也为药物警戒和药品风险监测提供了法律支撑。药品使用风险管理是一项非常艰辛的工作，药物风险管理评价，用于高风险药物识别、风险来源判断和风险干预，是患者用药安全的根本保障。

作为一名几十年工作在一线临床服务的老药师，一直希望在上市药品准入、临床用药风险管控上编写一套管理工具式的实用丛书，以分析及寻找用药发生危险的根本原因，并制定相应的解决问题的措施，能从根本上解决药品使用管理中的突发问题，既可减少医师、药师、护师的个人差错，更能寻找临床治疗冰山之下的风险因素，使同样的问题不再发生，将处于萌芽状态的风险苗头从根源处消灭。

《药品使用风险管理实用手册》系列丛书的出版，为我国临床医师、药师和护师提供了一部临床实用且可操作的指导用书，详细说明了药品在医疗机构使用过程中各环节存在的风险和风险因素并提出相应的管理措施；立意独特创新，编写过程始终坚持人民健康至上；依照现行有关法规编写，基于循证证据、运用质量高、时效性强的文献，保障内容的权威性；根据各类别药品特性编写内容及表现形式，重点提示有风险点的环节；包括更多临床用量大、覆盖率高的药物。

药品使用风险管理是一个新学科，是药物警戒的重要组成部分，是公众用药安全的重要保障，是我国药品科学监管领域的重要课题；药品使用风险管理不是简单的用药指南，也不同于以往的不良反应监测或合理用药的概念，而是涵盖了药品的研究、生产、流通、使用的全部过程，是各阶段互相结合的、宏观的、系统的认知；因此，丛书在新时代编写的意义重大，为保障公众用药的安全，减少伤害，降低医患风险提供强大的专业支撑。丛书设计合理，组织严密，在国家卫健委、国家药监局的指导下，在众多医院药学先锋的探索下，借鉴国际药品风险管理安全目标与实践经验，强化信息技术监管和质量环（PDCA）、品管圈、模式分析、根本原因分析等多种管理学习与应用，医、药、护人员的风险管理能力会逐步提升，全国医院临床药学的整体管理水平也会更上一层楼。

希望未来，我国在药品风险管理体系建设方面再接再厉，逐步提升中国药师价值，也进一步优化药师队伍，持续强化上市后药品风险管理培训，双轮驱动，相辅相成，定能帮助患者及医务人员营造一个更安全的医疗环境。

胡　欣

2022 年 8 月 1 日于北京

前言

腹膜透析是终末期肾病患者维持生命最重要的手段之一。近年来，终末期肾病患者腹膜透析治疗需求呈直线增长趋势，全国在透腹透患者数，2019 年与 2012 年相比，增加近 3 倍。腹膜透析液体积较大，现在许多医院开展了由第三方公司开展的送腹膜透析液上门服务，这大大减轻了患者及家属负担，让腹透患者能更加自主的安排生活，提高了生活质量，节约了大量运输费用，大大提升了患者满意度。由于腹膜透析液品种、规格繁多，主要为居家使用，美国安全用药实践研究所将其列入高警示药品清单中。在医疗机构品种遴选、验收入库、储存、处方、审方调剂、第三方公司送药到家、患者使用及用药教育等环节，腹膜透析液均存在管理使用风险。当腹膜透析液管理、使用不当时，会增加患者伤害风险。

本手册由腹膜透析领域的药学、临床和护理专家，以及药物警戒方面专家共同撰写，通过收集文献、问卷调查、专家会议等方式，采用药品风险管理防控策略，对腹膜透析液管理、使用的各环节的风险点进行了分析，并提出了管控建议，有利于提高广大临床工作者、第三方送货服务人员和患者对药品使用各环节中风险管理的认知，预防和降低用药风险、提升患者用药安全。

本手册共分为两章：第一章对腹膜透析液进行概述；第二章关注腹膜透析液风险管理，包括药品遴选、验收入库、储存、处方、调剂、第三方配送公司送药到家、使用、用药监测、药品信息等多环节的风险点分析及管控措施。

腹膜透析过程包含许多管理环节，腹膜透析液使用仅是其中一个部分。本手册仅描述了直接与腹膜透析液管理、使用有关的风险点，与透析操作有关的风险需要查阅其他参考资料。由于各家医院在腹膜透析液调配、送药服务的差异性，虽经反复征求意见和修改，本手册仍难免有不尽完善或错误之处，希望广大读者提出宝贵意见和建议。

我们希望通过本手册的编写发行，抛砖引玉，使腹膜透析液使用管理更趋完善、规范，为腹膜透析患者安全用药提供良好的保障。

编　者

2022 年 9 月

目录

第一部分

第一章 药品概述

第二章 药品风险管理

1

第一章

药品概述

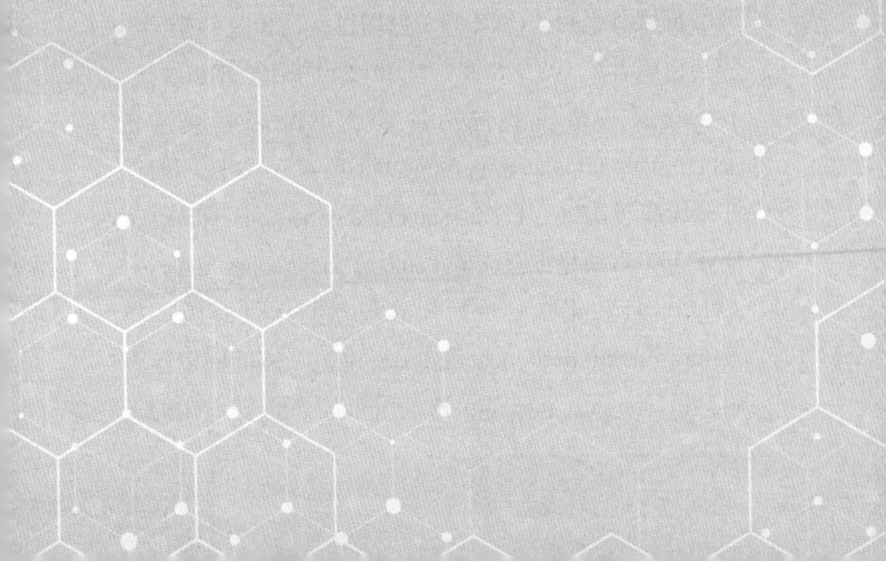

第一节 腹膜透析及腹膜透析液概况

肾脏疾病病种繁多，各类肾脏疾病的病理生理变化复杂，病程迁延，并且存在诸多的危重并发症；当其发展为肾脏功能不可逆的终末期肾脏病（end stage renal disease，ESRD）时，患者只能依赖腹膜透析、血液透析或肾脏移植手术维持生命。腹膜透析（peritoneal dialysis，PD）是以腹膜为半透膜，通过腹膜透析液在腹腔内对血液进行过滤，以清除体内的毒素和代谢废物，维持电解质及酸碱平衡，这种方法代替了肾脏的部分功能。过去三十多年来，腹膜透析已经成为 ESRD 肾脏替代治疗的重要方式。近年来，终末期肾病腹膜透析治疗需求呈直线增长趋势，中国研究数据服务平台（CNRDS）数据显示，2019 年全国腹膜透析患者数 103,348 例，与 2012 年相比增加近 3 倍。

腹膜透析模式包括持续性不卧床腹膜透析（continuous ambulatory peritoneal dialysis，CAPD）、日间非卧床腹膜透析（day time ambulatory peritoneal dialysis，DAPD）、自动化腹膜透析（automated peritoneal dialysis，APD），自动化腹膜透析模式包括间歇性腹膜透析（intermittment peritoneal dialysis，IPD）、夜间间歇性腹膜透析（nightly intermittent peritoneal dialysis，NIPD）、

持续循环腹膜透析（continuous cyclic peritoneal dialysis，cCPD）、潮式腹膜透析（tidal peritoneal dialysis，TPD）、持续流动性腹膜透析（continuous flow peritoneal dialysis，CFPD）和可调式 APD（aAPD）。透析模式的选择应遵循个体化原则，综合考虑患者的体表面积、腹膜溶质转运类型、残余肾功能水平、溶质及水分清除的充分性、生活方式、经济水平等多种因素进行选择。

根据残余肾功能水平选择透析剂量：递增式腹膜透析和标准腹膜透析。当患者肾小球滤过率处于 3~10ml/min 时，可采用递增式腹膜透析，透析剂量一般不超过 6L/d 或透析日少于 7 天。

传统使用的腹膜透析液多为以葡萄糖为渗透剂、乳酸盐为缓冲剂的腹膜透析液，长期使用后，其葡萄糖降解产物（glucose degradation products，GDPs）可能导致腹膜的新生血管形成、腹膜上皮细胞 – 间充质转化和腹膜纤维化，从而影响腹膜功能，同时增加心血管疾病及腹膜炎等不良事件的风险。现在更多的选择包括艾考糊精腹膜透析液、氨基酸腹膜透析液和碳酸氢盐腹膜透析液等新型腹膜透析液。艾考糊精腹膜透析液具有分子量大、不易被腹膜吸收、透析效率高、留腹时间长等优点，尤其适用于腹膜高转运或高平均转运、糖尿病、超滤衰竭、容量负荷过多及腹膜炎等五类患者。美国安全用药实践研究所（institute for safe medication practices，ISMP）将腹膜透析液列入其高警示药品清单中（https://www.ismp.org/assessments/high-alert-medications），当腹膜透析液管理、使用不当时，会增加对患者造成伤害的风险。

常用腹膜透析液的基本要求、类别、成分含量等要素见表 1-1~ 表 1-3。

表 1-1 腹膜透析液基本要求

基本要求	检定理想条件
电解质成分与正常人血浆成分相近	pH 值在生理范围附近
缓冲液（如醋酸盐、乳酸盐、碳酸氢盐）用于纠正机体的酸中毒	等渗透压
无菌、无毒、无致热源	渗透剂不易吸收
生物相容性良好	可提供部分营养物质
允许加入适当的药物以满足不同病情的需要	葡萄糖降解产物少

表 1-2　常用腹膜透析液类别及特性

腹膜透析液	艾考糊精腹膜透析液	葡萄糖腹膜透析液	氨基酸腹膜透析液	碳酸氢盐腹膜透析液
渗透剂	7.5% 艾考糊精	葡萄糖	氨基酸	葡萄糖
渗透剂重均分子量	13000~19000Da	180Da	—	180Da
缓冲剂	乳酸盐	乳酸盐	乳酸盐	碳酸氢盐 / 碳酸氢盐 + 乳酸盐
晶体渗透压*	284mOsm/L	346~485mOsm/L	365mOsm/L	346~485mOsm/L
胶体渗透压*	58mmHg*	—	—	—
pH 值	5.2	5.2	6.6	7.4

续表

腹膜透析液	艾考糊精腹膜透析液	葡萄糖腹膜透析液	氨基酸腹膜透析液	碳酸氢盐腹膜透析液
是否含糖	不含糖	高糖	不含糖	含糖
留腹时长	8~16 小时	—	—	—
临床应用	用于终末期肾病患者的持续性不卧床腹膜透析每日单次长时间留腹（8 小时至 16 小时）治疗 需要长时间留腹的患者 腹膜超滤衰竭患者 高转运或高平均转运者 糖尿病患者 容量负荷过多而超滤不足者	可用于各种腹膜透析治疗模式 不适用于糖尿病、肥胖、代谢综合征、冠心病患者	营养不良的维持性腹膜透析患者 糖尿病患者可酌情考虑使用 必须配合其他腹膜透析液使用	适用于使用酸性腹膜透析液不适的患者

注：*血浆晶体渗透压约为 313mOsm/L，胶体渗透压约 1.5mOsm/L，约相当于 25mmHg。

表 1-3 不同种类腹膜透析液的主要成分

成分	葡萄糖腹膜透析液			艾考糊精腹膜透析液	碳酸氢盐腹透液
	1.5%	2.5%	4.25%		
Na^{+}（mmol/L）	132	132	132	132	132
Cl^{-}（mmol/L）	96	96	96	96	96
Ca^{2+}（mmol/L）	1.75	1.75	1.75	1.75	1.75
Mg^{2+}（mmol/L）	0.25	0.25	0.25	0.25	0.25
乳酸盐（mmol/L）	40	40	40	40	15
碳酸盐（mmol/L）	–	–	–	–	25
pH	5.2	5.2	5.2	5.2	7.4
渗透压（mOsm/L）	346	396	485	284	346~485
GDPs 含量	+	++	+++	很低	很低

注：不同厂家生产的腹膜透析液以上各项数据有一定差异；GDPs 为葡萄糖降解产物；表中均为普通钙腹膜透析液，低钙腹膜透析液的钙离子浓度为 1.25mmol/L。

腹膜透析液在使用上需配套相应耗材，如外接短管、碘液微型盖、腹透路管夹等。由于药品的特殊性，为保证安全密闭，大多数腹膜透析液需配套使用同厂家的耗材，以减少感染和腹膜炎的发生。

腹膜透析治疗除需要的腹膜透析液和腹膜透析耗材外，医疗机构和生产厂商还提供一系列的伴随服务，包括：①腹膜透析液由第三方公司配送到家服务，即长期进行腹膜透析的患者，只需医院签订腹透液免费配送服务协议，每月按时到医院（或网上医院）开具处方并填写申请单，第三方公司的配送人员可根据患者登记的地址定期将腹透液配送上门。该服务大大减轻了患者及家属负担，让腹透患者就医治疗更为便捷。患者能更加自主的安排生活，提高了生活质量，节约了大量运输费用，大大提升了患者满意度。②患者关爱平台包含运动、饮食、心理、操作、购药点查询、换液操作视频、腹膜透析居家指导、透析专家讲堂、个性化随访短信提醒等患者服务，可使居家透析更安心健康。③远程管理服务，远程患者管理平台是一种双向、云远程医疗技术。远程患者管理允许医疗团队从医院远程监护和管理患者的治疗，包括调整患者的处方以优化治疗，而患者无需前往医院。这大大提高了腹膜透析患者居家治疗的医疗照护程度。

第二节　国内已上市腹膜透析液信息

腹膜透析液在我国已有几十年使用历史，生产厂家较多，现归纳临床使用量较大的腹膜透析液品种及生产厂家于表 1–4。

表 1-4　腹膜透析液上市产品信息

渗透剂	通用名	剂型	ATC 编码	厂家	基药	医保
葡萄糖（普通钙）	腹膜透析液（乳酸盐 -G1.5%）	注射剂	B05DB	广州百特医疗用品有限公司	是	医保甲类
	腹膜透析液（乳酸盐 -G2.5%）					
	腹膜透析液（乳酸盐 -G4.25%）					
	腹膜透析液（乳酸盐 -G1.5%）	注射剂	B05DB	上海长征富民金山制药有限公司	是	医保甲类
	腹膜透析液（乳酸盐 -G1.5%）	注射剂	B05DB	成都青山利康药业有限公司	是	医保甲类
	腹膜透析液（乳酸盐 -G2.5%）	注射剂	B05DB	成都青山利康药业有限公司	是	医保甲类

续表

渗透剂	通用名	剂型	ATC 编码	厂家	基药	医保
葡萄糖（普通钙）	腹膜透析液（乳酸盐）	注射剂	B05DB	华仁药业股份有限公司	是	医保甲类
	腹膜透析液（乳酸盐）（低钙）	注射剂	B05DB	天津金耀药业有限公司	是	医保甲类
葡萄糖（低钙）	低钙腹膜透析液（乳酸盐 -G1.5%）	注射剂	B05DB	成都青山利康药业有限公司	是	医保甲类
	低钙腹膜透析液（乳酸盐 -G1.5%）	注射剂	B05DB	广州百特医疗用品有限公司	是	医保甲类
	低钙腹膜透析液（乳酸盐 -G2.5%）	注射剂	B05DB		是	医保甲类
	低钙腹膜透析液（乳酸盐 -G4.25%）	注射剂	B05DB		是	医保甲类

续表

渗透剂	通用名	剂型	ATC 编码	厂家	基药	医保
葡萄糖（低钙）	低钙腹膜透析液（乳酸盐 –G2.5%）	注射剂	B05DB	江苏费森尤斯医药用品有限公司	是	医保甲类
	低钙腹膜透析液（乳酸盐）	注射剂	B05DB	威高泰尔茂（威海）医疗制品有限公司	是	医保甲类
	低钙腹膜透析液（乳酸盐 –G1.5%）	注射剂	B05DB	石家庄四药有限公司	是	医保甲类
	低钙腹膜透析液（乳酸盐）	注射剂	B05DB	芜湖道润药业有限责任公司	是	医保甲类
	低钙腹膜透析液（乳酸盐）	注射剂	B05DB	华仁药业股份有限公司	是	医保甲类
艾考糊精	艾考糊精腹膜透析液	注射剂	B05DB	广州百特医疗用品有限公司	否	暂未纳入医保

第三节　常见风险点管理

腹膜透析液从医疗机构的遴选、验收入库、储存、处方开具、审方调剂、第三方公司配送到家、患者居家使用、用药监测、用药教育等方面存在一系列安全性风险：

1. 药品遴选　医疗机构遴选腹透液时应评估品种变更给用药安全带来的各种风险，充分考虑患者利益，平衡政策要求，遴选合适的腹透液品种。同时，加强临床科室医生护士、药师培训，确保处方正确和腹透液附件配套可用；培训第三方公司送货到家人员，落实各个环节，确保送货服务质量；加强患者随访和用药指导，确保居家用药安全。

2. 验收入库环节　验收入库环节的风险主要是收货品种错误和外观质量的问题。腹透液验收入库时除了检查药品合格证外，还要仔细核对品种、规格和外观质量。双人核对和信息化二维码扫描验货是保证品种正确的重要手段。

3. 储存环节（药房和家庭）　医院药品储藏区应符合《医院消毒卫生标准》（GB15982–2012）中规定的Ⅲ类环境。家庭应存放在正常室温、干净、通风、干燥的地方，避免放置窗户下被阳光直接照射，避免放置地下室。透析液堆放高度不能超过5层，放置和取用时应注意检查有效期。患者应注意储存数量以防由于疫情防控等其他原因延误送货致数量不足。

4. 处方环节

（1）适应证　腹膜透析适用于急、慢性肾衰竭、急性药物和毒物中毒、顽固性心力衰竭、顽固性水肿、电解质或酸碱平衡失调，以及肝衰竭的辅助治疗。

（2）禁忌证　已知存在严重乳酸酸中毒的患者、因无法纠正的机械性缺陷妨碍腹膜透析有效进行或者感染风险增加的患者、有丧失腹膜功能病史或者因广泛粘连而影响腹膜功能的患者，禁用腹膜透析液。艾考糊精腹膜透析液的特殊禁忌证包括对玉米淀粉或艾考糊精过敏、麦芽糖或异麦芽糖不耐受和糖原贮积病患者。

（3）用法用量　透析患者的治疗模式、每日换液次数、液体浓度、交换液量、留腹时间及透析疗程的长短应由主管医师负责。为了避免严重脱水和血容量过低的风险，并减少蛋白质的丢失，建议每次腹膜透析时尽量选择满足水分清除要求的渗透性最低的透析液。

（4）不良反应　腹膜透析的不良反应包括机械相关性（包括渗漏、腹痛、出血、导管阻塞及液体引流不畅）、溶液相关性（包括水肿、脱水、血容量过少、血容量过多、高血压、低血压、失衡综合征及肌肉痉挛）以及因设备污染或换液操作不当所造成的不良反应（包括腹膜炎）。

（5）药物相互作用　药物可经腹膜透析部分消除，导致体内药物浓度降低，药物作用效果减弱。对于抗菌药物来说，体内药物浓度不足可能导致严重感染。对于可通过透析清除的药物，给药时应适量增加，或根据血药浓度监测结果调整用药。

（6）特殊患者使用管理　儿童、老年、妊娠期、肝肾功能不全等人群的使用。

（7）药物过量　腹膜透析液过量灌注到腹腔内应及时将腹膜透析液从腹腔中引流出来。

5. 调剂环节　主要包括处方审核、药品调配、用药交代环节。应落实“四查十对”，对腹透液建立规范的用药交代流程。

6. 送药到家环节　风险环节包括第三方配送公司更换、患者信息从医院药房转移到第三方公司、药物出库、运输、送货上门及验收等环节。可以开发手机APP，实时监控送货情况，全流程信息化管理降低风险。货物运输流程严格按照国家标准《药品物流服务规范》（GB/T 30335–2013）管理。

7. 居家使用环节　居家使用风险主要在腹膜透析操作、指标监测及教育培训环节发生。解决措施包括医院远程指导和自动化监测相关指标，加强随访，必要时医生、护师或药师上门服务，针对患者出现问题及时解决。

9. 用药监测环节

艾考糊精腹膜透析液血糖监测风险　使用艾考糊精腹膜透析液时应使用葡萄糖专一性试纸测量血糖浓度，排除麦芽糖的干扰，获得准确的血糖结果。

10. 用药教育环节　说明书字体过小、内容难懂是主要风险点。应及时更新说明书，医护人员采用图文、视频、互动等多种多样的形式对患者进行腹膜透析液使用宣教。

2 第二章 药品风险管理

第一节 药品遴选环节风险管理

由于国家药品集中采购政策及其他因素导致医疗机构药品目录调整，医疗机构可能更换或增加腹膜透析液生产厂家和品种。这样的品种变更可能使原有的腹膜透析液成分、含量、规格发生变化，给患者用药安全带来一定的风险。风险包括医生不熟悉新的品种，仍按原治疗方案开具处方；调配药师无法审核发现处方中的错误；原送货上门等服务发生改变，例如第三方公司变化，送货人员变更导致送货环节错误；患者不熟悉新的品种，仍按原方案用药，导致用药错误；腹透液配件不配套，导致漏液和感染；新的厂家随访服务改变，导致患者家庭保管的腹透液变质或反馈投诉无法及时处理等。医疗机构遴选腹透液时应评估品种变更给患者用药安全带来的各种风险，开展临床综合评价，充分考虑患者利益，平衡政策要求，遴选合适的腹膜透析液生产厂家和品种。同时，加强临床科室医生、护士、药师培训，确保处方正确和腹膜透析液附件配套可用；培训第三方公司送货到家人员，落实各个送货环节，确保送货服务质量；加强患者随访和用药指导，确保用药安全。

第二节 验收入库环节风险管理

验收入库环节的风险主要是收货品种错误和外观质量问题，所以腹透液验收入库时除了检查药品检验合格证外，还要仔细核对品种、规格和外观质量。对于包装纸箱存在变形、潮湿的问题，要拆开纸箱检查腹膜透析液是否存在渗漏等情况，不能确定质量没有问题的，宁可退货处理。双人核对和信息化二维码扫描验货是保证品种正确的重要手段。表 2–1 提供了可收集到的本类药品采购环节需要进行核实的信息。要特别注意的是，有部分腹透液可以呈现为微黄色的澄明溶液。

表 2-1　腹膜透析液规格与性状

通用名	厂家	规格	性状
腹膜透析液（乳酸盐 -G1.5%）	广州百特医疗用品有限公司	含 1.5% 葡萄糖（2L；2.5L/ 袋）	装在双联系统容器中的腹膜透析液为无菌、无热原的无色或微黄色的澄明溶液，只用于腹腔给药，不含抑菌剂和抗菌剂
腹膜透析液（乳酸盐 -G2.5%）		含 2.5% 葡萄糖（2L；2.5L/ 袋）	
腹膜透析液（乳酸盐 -G4.25%）		含 4.25% 葡萄糖（2L；2.5L/ 袋）	
低钙腹膜透析液（乳酸盐 -G1.5%）		含 1.5% 葡萄糖（2L/ 袋）	装在双联系统容器中的低钙腹膜透析液为无菌、无热原的无色或微黄色的澄明溶液，只用于腹腔给药，不含抑菌剂和抗菌剂
低钙腹膜透析液（乳酸盐 -G2.5%）		含 2.5% 葡萄糖（2L/ 袋）	
低钙腹膜透析液（乳酸盐 -G4.25%）		含 4.25% 葡萄糖（2L/ 袋）	

续表

通用名	厂家	规格	性状
腹膜透析液（乳酸盐 –G1.5%）	广州百特医疗用品有限公司	含 1.5% 葡萄糖（5L/ 袋）	装在带有法兰口的 Ambu–Flex Ⅲ型容器中的腹膜透析液为无菌、无热原的无色或微黄色的澄明溶液，只用于腹腔给药，不含抑菌剂和抗菌剂
腹膜透析液（乳酸盐 –G2.5%）		含 2.5% 葡萄糖（5L/ 袋）	
艾考糊精腹膜透析液		含 7.5% 艾考糊精（2L/ 袋）	本品为无色或微黄色的几乎澄清液体
腹膜透析液（乳酸盐 –G1.5%）	江苏费森尤斯医药用品有限公司	含 1.5% 葡萄糖（2L/ 袋）	本品为无色或微黄色的澄明溶液，只用于腹腔给药，不含抑菌剂和抗菌剂
腹膜透析液（乳酸盐 –G2.5%）		含 2.5% 葡萄糖（2L/ 袋）	本品为无色或微黄色的澄明溶液，只用于腹腔给药，不含抑菌剂和抗菌剂
腹膜透析液（乳酸盐 –G2.5%）		含 4.25% 葡萄糖（2L/ 袋）	本品为无色或微黄色的澄明溶液，只用于腹腔给药，不含抑菌剂和抗菌剂

续表

通用名	厂家	规格	性状
低钙腹膜透析液（乳酸盐 –G1.5%）	江苏费森尤斯医药用品有限公司	含 1.5% 葡萄糖（2L/ 袋）	本品为无色或微黄色的澄明溶液，只用于腹腔给药，不含抑菌剂和抗菌剂
低钙腹膜透析液（乳酸盐 –G2.5%）		含 2.5% 葡萄糖（2L/ 袋）	本品为无色或微黄色的澄明溶液，只用于腹腔给药，不含抑菌剂和抗菌剂
低钙腹膜透析液（乳酸盐 –G2.5%）		含 4.25% 葡萄糖（2L/ 袋）	本品为无色或微黄色的澄明溶液，只用于腹腔给药，不含抑菌剂和抗菌剂
低钙腹膜透析液（乳酸盐）	石家庄四药有限公司	含 1.5% 葡萄糖（2L/ 袋） 含 2.5% 葡萄糖（2L/ 袋） 含 4.25% 葡萄糖（2L/ 袋）	装在双联系统容器中的低钙腹膜透析液为无菌、无热原的无色或微黄色的澄明溶液，只用于腹腔给药，不含抑菌剂和抗菌剂
腹膜透析液（乳酸盐 –G1.5%）	上海长征富民金山制药有限公司	含 1.5% 葡萄糖（1L；2L/ 袋）	本品为无色或微黄色的澄明液体
腹膜透析液（乳酸盐 –G2.5%）		含 2.5% 葡萄糖（1L；2L/ 袋）	本品为无色或微黄色的澄明液体

续表

通用名	厂家	规格	性状
腹膜透析液（乳酸盐 –G4.25% ）	上海长征富民金山制药有限公司	含 4.25 葡萄糖（1L；2L/ 袋）	本品为无色或微黄色的澄明液体
腹膜透析液（乳酸盐）	威高泰尔茂（威海）医疗制品有限公司	含 1.5% 葡萄糖（1.5L；2L；2.5L/ 袋） 含 2.5% 葡萄糖（1.5L；2L；2.5L/ 袋） 含 4.25% 葡萄糖（2L/ 袋）	本品为无色至微黄色的澄明溶液，只用于腹腔给药，不含抑菌剂和抗菌剂
低钙腹膜透析液（乳酸盐）		含 1.5% 葡萄糖（1.5L；2L；2.5L/ 袋） 含 2.5% 葡萄糖（1.5L；2L；2.5L/ 袋） 含 4.25% 葡萄糖（2L/ 袋）	本品为无菌、无热原的无色至微黄色的澄明溶液，只用于腹腔给药，不含抑菌剂和抗菌剂
腹膜透析液（乳酸盐）	芜湖道润药业有限责任公司	含 1.5% 葡萄糖（2L/ 袋） 含 2.5% 葡萄糖（2L/ 袋） 含 4.25% 葡萄糖（2L/ 袋）	本品为无色或微黄色的澄明液体

续表

通用名	厂家	规格	性状
低钙腹膜透析液（乳酸盐）	芜湖道润药业有限责任公司	含 1.5% 葡萄糖（2L/ 袋） 含 2.5% 葡萄糖（2L/ 袋） 含 4.25% 葡萄糖（2L/ 袋）	本品为无色或微黄色的澄明液体
腹膜透析液（乳酸盐 –G1.5%）	成都青山利康药业有限公司	含 1.5% 葡萄糖（2L/ 袋）	本品为无色或微黄色的澄明液体
腹膜透析液（乳酸盐 –G2.5%）		含 2.5% 葡萄糖（2L/ 袋）	本品为无色或微黄色的澄明液体
腹膜透析液（乳酸盐 –G4.25%）		含 4.25% 葡萄糖（2L/ 袋）	本品为无色或微黄色的澄明液体
低钙腹膜透析液（乳酸盐）		含 1.5% 葡萄糖（2L/ 袋） 含 2.5% 葡萄糖（2L/ 袋） 含 4.25% 葡萄糖（2L/ 袋）	本品为无色或微黄色的澄明液体
腹膜透析液（乳酸盐）	华仁药业股份有限公司	含 1.5% 葡萄糖（1L；1.5L；2L；2.5L；3L/ 袋） 含 2.5% 葡萄糖（1L；1.5L；2L；2.5L；3L/ 袋） 含 4.25% 葡萄糖（1L/ 袋）	本品为无色或微黄色的澄明液体

续表

通用名	厂家	规格	性状
低钙腹膜透析液（乳酸盐）	华仁药业股份有限公司	含 1.5% 葡萄糖（1L；2L/ 袋） 含 2.5% 葡萄糖（1L；2L/ 袋） 含 4.25% 葡萄糖（1L；2L/ 袋）	本品为无菌、无热原的无色或微黄色的澄明液体。只用于腹腔给药，不含抑菌剂和抗菌剂
腹膜透析液（乳酸盐）	天津金耀药业有限公司	含 1.5% 葡萄糖（1L；2L/ 袋） 含 2.5% 葡萄糖（1L；2L/ 袋） 含 4.25% 葡萄糖（1L；2L/ 袋）	本品为无色的澄明液体
腹膜透析液（乳酸盐）（低钙）		含 1.5% 葡萄糖（2L/ 袋） 含 2.5% 葡萄糖（1L；2L/ 袋） 含 4.0% 葡萄糖（2L/ 袋）	本品为无色或几乎无色的澄明液体

第三节 储存环节风险管理

虽然现在部分医院开展了腹膜透析液由第三方公司配送到家的服务，但大部分医院没有开展这项服务，这些医院药房仍需要储存大量腹膜透析液。患者家庭通常也应储存5周用量的腹膜透析液。无论是医院药房还是家庭，由于地方有限，常常会堆垛放置，但堆垛过高会存在底层腹膜透析液漏液的风险。储存的其他风险点主要有光照、温度、储存数量不足等。药房、家庭对储存风险点与管控措施描述如表2–2所示：

表2–2 腹膜透析液储存风险与管控

风险点	风险点描述	风险管控措施
光照[3]	靠窗存放，阳光直射 放置在有腐蚀性气体、潮湿、高温的地方，如地下室	医院药品储藏区应符合《医院消毒卫生标准》(GB15982–2012)中规定的Ⅲ类环境： 1.细菌菌落总数：空气≤500cfu/m^3，物体表面≤10cfu/cm^2，医护人员手≤10cfu/cm^2 2.不得检出乙型溶血性链球菌、金黄色葡萄球菌及其他致病性微生物，在可疑污染情况下立即进行相应指标的检测 3.保持通风、避光和干燥：药品应存放在正常室温、干净、通风、干燥的地方，避免放置窗户下被阳光直接照射，避免放置地下室

续表

风险点	风险点描述	风险管控措施
包装 *	随意拆外包装后保存	密封保存
温度 *	透析液在低于0°C的环境下会发生冻结；当温度低于10℃时，由于腹透液的包装材料特性原因，腹透液袋及管路的质地会从正常柔软逐渐变硬，甚至变脆	冻结时不能弯曲及摇动该容器。使用前应使其自然解冻并充分摇匀
	运输和储存过程中如暴露于25°C以上温度时会有少量水分丢失，温度越高，则水分丢失增加。少量的水分丢失在有效期内不会对临床治疗造成显著影响。由内袋渗至外袋的少量水分不足以影响腹膜透析液的浓度	推荐储存温度10~30℃

续表

风险点	风险点描述	风险管控措施
放置[3]	储存药品堆垛过高，压力过大而造成底层漏液 堆放不检查保质期，任意放置 放置一楼或地下室，潮湿霉变或遇洪涝灾害泡水	透析液堆放高度不能超过5层，不能直接放在地面上，必须与地面隔开。所有产品应放置在垫板上，垫板的高度应不少于10厘米 尽可能将透析液集中放置，并将有效期较近的放置在最上面或前面，以便先用 开箱后的透析液放置于原包装箱内，并及时处理用完的空箱 放置位置保持干燥、阴凉、通风，避免潮湿、泡水 如遇洪涝灾害等特殊情况导致产品泡水，储存的腹膜透析液不能使用，需要联系腹透中心或医院后再做处置
家庭储存数量及应急[3]	医生临时改变处方，或由于气候恶劣等其他原因延误订购或送货，导致储存数量不足 在疫情防控期间可能出现接受隔离或供应链中断的情况，导致无法及时获得腹透液	第一次订购的透析液用量应该比实际用量多出至少1周，而且每次都要在家里还剩大概5天的用量时订货 应确保患者有至少两周的透析用品和充足的药物 疫情防控被隔离时应及时向工作人员反馈，保障及时获得正确的腹膜透析液，获得必要的医疗照护

* 信息来源：药品说明书。

第四节 处方环节风险管理

透析处方指南的变化反映了透析理念的改变。2006年国际腹膜透析学会（international society for peritoneal dialysis，ISPD）指出，腹膜透析处方主要解决以尿素为主的小分子清除，其特定数值代表透析"充分"。2020年ISPD新发布的透析处方指南提出"以患者为中心，以目标为导向"的新的透析理念。医疗团队必须与腹膜透析患者共同讨论，根据患者要求建立透析目标和制定透析处方，以最小负担使腹膜透析患者实现自己的生活目标，促进医疗团队提供高质量的个性化透析照护。

腹膜透析处方主要根据患者病情选择腹膜透析模式、透析剂量和透析液，同时进行腹膜透析充分性评估，治疗和预防腹膜透析并发症。

处方环节的风险管控包括：

1. 风险点 未开具正确的腹膜透析液。主要原因有：治疗方案错误；因各种原因更换处方医生；生产厂家和品种变更，医生护士不熟悉；远程就诊；其他人代开药等。

2. 风险管控措施

（1）医生应在开具处方前，除检查患者病情外，还应查阅患者历史病情和处方信息，特别是在远程就诊和他人代开药时，应根据病情和相关指南开具正确的腹膜透析液处方。

（2）腹膜透析液若需要更换厂家、品规，应充分告知患者或家属。

（3）厂家、品种更换时，医院药房应及时在信息系统提醒。

（4）护士加强核对和随访管理。

（5）药师加强前置审方和患者用药指导。

3. 管理依据 《腹膜透析标准操作规程（2010 年版）》《处方管理办法》《终末期糖尿病肾脏病肾替代治疗的中国指南（2022 版）》。

一、适应证

腹膜透析适用于急、慢性肾衰竭、急性药物和毒物中毒、顽固性心力衰竭、顽固性水肿、电解质或酸碱平衡失调以及肝衰竭的辅助治疗。

根据相关指南及药品说明书，腹膜透析液的适应证如下：

（一）慢性肾衰竭

腹膜透析适用于多种原因所致的慢性肾衰竭

治疗。

下列情况可优先考虑腹膜透析：

1. 老年人、婴幼儿和儿童。腹膜透析不需要建立血管通路，可避免反复血管穿刺给儿童带来的疼痛、恐惧心理，并且对易合并心血管并发症的老年人心血管功能影响小，容易被老年人和儿童接受。

2. 有心、脑血管疾病史或心血管状态不稳定，如心绞痛、心肌梗死、心肌病、严重心律失常、脑血管意外、反复低血压和顽固性高血压等。

3. 血管条件不佳或反复动静脉造瘘失败。

4. 凝血功能障碍伴明显出血或出血倾向，尤其如颅内出血、胃肠道出血、颅内血管瘤等。

5. 尚存一定的残余肾功能。

6. 偏好居家治疗，或需要白天工作、上学的患者。

7. 交通不便的农村偏远地区患者。

（二）急性肾衰竭或急性肾损伤

1. 一旦诊断成立，若无禁忌证可通过早期腹膜透析清除体内代谢废物、纠正水、电解质和酸碱失衡，预防并发症的发生，并为后续的药物及营养治疗创造条件。

2. 腹膜透析尤其适用于尚未普及血液透析和持续

性肾脏替代治疗（CRRT）的基层医院。需注意的是，急性肾衰竭多伴有高分解代谢和多器官功能障碍，因此腹膜透析治疗的模式和剂量要进行恰当的选择和调整，保证小分子代谢产物及中分子物质充分清除。

（三）中毒性疾病

对于急性药物和毒物中毒，尤其是有血液透析禁忌证或无条件进行血液透析的患者，可考虑腹膜透析治疗。腹膜透析既能清除毒物，又能清除体内潴留的代谢产物及过多水分。

（四）其他

1. 其他适应证　包括充血性心力衰竭、急性胰腺炎、肝性脑病、高胆红素血症等肝病的辅助治疗。可通过腹腔给药和营养支持。

2. 葡萄糖腹膜透析液的使用原则

（1）有残余肾功能者，首选 1.5% 葡萄糖腹膜透析液。

（2）应尽量减少较高浓度（2.5% 及 4.25%）葡萄糖腹膜透析液的使用。

（3）因血容量过多需要加强超滤时，可逐渐增加高浓度葡萄糖腹膜透析液的使用。

（4）使用高浓度葡萄糖腹膜透析液时，应注意动态监测患者血糖、三酰甘油、胰岛素等水平，特别是糖尿病患者，及时调整皮下胰岛素的用量，尽量避免在腹膜透析液中加用胰岛素。

（5）对于糖尿病、肥胖、代谢综合征、冠心病的腹膜透析患者，葡萄糖透析液不是理想的腹膜透析液。

（6）建议乳酸酸中毒的患者选择碳酸氢盐 / 乳酸盐或碳酸氢盐的腹膜透析液。

（7）儿童应根据体表面积计算每次灌入的腹膜透析液容量。

3. 艾考糊精腹膜透析液适应证 可用于终末期肾病患者的持续性不卧床腹膜透析，每日单次长时间留腹（8~16 小时）治疗。可用于改善高平均转运或高转运型（通过腹膜平衡试验 PET 诊断）患者的长时间留腹超滤作用，以及肌酐和尿素氮清除率。

二、禁忌证

（一）绝对禁忌证

所有腹膜透析液的绝对禁忌证如下所示：

1. 慢性持续性或反复发作性腹腔感染、腹腔内肿瘤广泛腹膜转移。

2. 严重的皮肤病、腹壁广泛感染或腹部大面积烧伤患者无合适部位置入腹膜透析导管。

3. 腹膜清除尿素和肌酐能力明显降低，存在严重腹膜缺损、难以修复的腹股沟疝、膈疝、脐疝、膀胱外翻等任何导致腹膜透析不能进行的疾病。

4. 已知存在严重乳酸酸中毒的患者。

5. 存在影响操作和治疗的心理障碍、精神障碍患者。

艾考糊精腹膜透析液的特殊禁忌证如下：

1. 对玉米淀粉或艾考糊精过敏。对淀粉基类聚合物（例如玉米淀粉）和（或）已知有艾考糊精过敏反应的患者禁用。

2. 代谢疾病。麦芽糖或异麦芽糖不耐受和患有糖原贮积病的患者禁用。

（二）相对禁忌证

1. 腹腔内有新鲜异物 如腹腔内血管假体术，右室–腹腔短路术后 4 个月内。

2. 腹部大手术后 3 天内 因腹部留置引流管，若进行腹膜透析会增加感染的概率，需在手术后 3 天或以上才能进行腹膜透析治疗。

3. 腹腔有局限性炎性病灶。

4. 炎症性、缺血性肠病或反复发作的憩室炎 如进行腹膜透析治疗，发生感染的危险性增大。

5. 肠梗阻 因腹胀导致腹腔容积缩小，腹膜透析置管困难，易出现手术相关并发症和透析液引流不畅。

6. 严重的全身性血管病变 多发性血管炎、严重的动脉硬化、硬皮病等患者由于弥漫性血管病变导致腹膜滤过功能下降。

7. 严重的椎间盘疾病 腹内压增高可加重病情。

8. 晚期妊娠、腹内有巨大肿瘤及巨大多囊肾 晚期妊娠、腹内有巨大肿瘤及巨大多囊肾患者的腹腔容量明显缩小，透析效果欠佳；但如果腹腔有足够交换空间和有效腹膜面积仍可选择腹膜透析。

9. 慢性阻塞性肺气肿 腹膜透析使膈肌抬高影响肺通气，加重患者呼吸困难，并且易并发肺部感染。

10. 高分解代谢 小分子代谢产物的生成加速，使常规腹膜透析不能充分清除。增加透析剂量和交换频率、改变透析模式［使用自动腹膜透析（APD）、潮式腹膜透析（TPD）、持续循环腹膜透析（CCPD）］等方法，也可有效治疗高分解代谢患者。

11. 硬化性腹膜炎。

12. 极度肥胖 尤其是肥胖且身材矮小的患者常存在置管和透析充分性的问题。

13. 严重营养不良 常存在手术切口愈合和长期蛋白丢失的问题。

（三）其他不适合腹膜透析的情况

1. 依从性差 不能遵从医嘱进行腹膜透析并进行规律随访和复查的患者。

2. 认知功能障碍、学习能力差 存在视力、肢体活动等方面的障碍不能完成腹膜透析，又无合适助手的患者。

3. 存在购买和运输问题 腹透液的购买、运输困难。

4. 环境、生活及卫生问题 工作环境、生活方式及卫生习惯等不适合进行腹膜透析。

5. 居家环境条件差 达不到卫生要求，不能为患者提供换液间和腹透液储藏间。

三、用法用量

（一）基本剂量

表 2–3 详细介绍了腹膜透析液临床使用的基本剂量。

表 2-3　腹膜透析液临床使用的基本剂量

分类	用法用量	注意事项
治疗急、慢性肾功能衰竭伴水潴留者	使用间歇性腹膜透析治疗，每次 2L，留置 1~2 小时，每日交换 4~6 次	使用前应加热至 37℃左右 使用前应检查透析液是否有渗漏、颗粒物质、絮状物及变色、浑浊等
治疗急、慢性肾功能衰竭无水潴留者	使用连续性不卧床腹膜透析治疗，每日 4 次，每次 2L。日间每次间隔 4~5 小时；夜间一次留置 9~12 小时，以增加中分子毒症毒素清除。一般每日透析液量为 8L	使用前应加热至 37℃左右 使用前应检查透析液是否有渗漏、颗粒物质、絮状物及变色、浑浊等
治疗急性左心衰患者	2.5% 或 4.25% 葡萄糖透析液 2L；前者留置 1 小时，可脱水 100~300ml；后者留置 30 分钟，可脱水 300~500ml	
治疗慢性肾功能衰竭患者	使用连续性不卧床腹膜透析治疗，将 2L 腹膜透析液灌入成人的腹腔并关闭连接短管上的管夹。腹透液在腹腔内停留，日间为 4~8 小时，夜间为 8~12 小时。每一次留腹结束时，打开连接短管上的管夹，排出液体再灌入新鲜的透析液，此过程每天重复 3~5 次，一周进行 6~7 天，液体交换的频率因人而异，以获得理想的生化及液体的控制。大部分的液体交换使用 1.5% 或 2.5% 葡萄糖透析液。如需清除更多的液体，可使用含 4.25% 葡萄糖透析液	建议成年病人在做连续性不卧床腹膜透析前应在医生的指导下作适当的培训 腹膜透析液应在使用之前用肉眼检查是否存在颗粒物质及变色 为了避免严重脱水和低血容量的发生，建议在满足脱水需要的前提下选择使用最低渗透压的溶液 将透析液加热到 37℃（正常体温）有助于减少不适感觉 定期测量病人的体重可用以指导脱水量的设定

续表

分类	用法用量	注意事项
终末期肾病单次长时间留腹治疗患者	使用连续性不卧床腹膜透析治疗，单次 2L 腹膜透析液，每日置换给药建议的时间是 8 小时至 16 小时，以患者觉得舒适的速率在 10~20 分钟内给药	仅可使用干热加温（例如加热垫、加热板）切勿浸入水中。切勿使用微波炉加温或加热超过 40℃ 检查溶液袋完整性和溶液外观：如果腹膜透析液混浊或变色，含有颗粒物，或者溶液袋泄漏，切勿使用 检查连接患者端的拉环是否松动。如果拉坏松动，切勿使用 检查溶液袋是否有渗漏迹象，并通过紧紧挤压袋子，检查微漏情况 检查溶液袋上的易碎折头是否处于正常位置以及是否有破损或泄漏。如果易碎折头破损或者泄漏，切勿使用

四、并发症

此章节所述不良反应主要指腹透液本身的不良反应，包括水肿、脱水、血容量过少、血容量过多、高血压、低血压、失衡综合征及肌肉痉挛等。与腹膜透析其他产品使用相关或与腹透操作过程相关的并发症并不包含在本章节。

关于其致癌作用、基因突变作用和影响生殖系统产生不良反应的长期动物实验尚未进行。

表 2–4 和表 2–5 详细介绍腹膜透析液非感染并发症风险管控及艾考糊精特发性不良风险管理。

表 2-4　腹膜透析液非感染并发症风险管控

不良反应	风险发生率	发生原因	风险管控措施
腹膜透析糖、脂代谢紊乱	—	目前常用的腹膜透析液以葡萄糖为渗透剂，腹膜透析液留腹后葡萄糖通过腹膜被人体吸收 1. 腹膜透析液的糖浓度与葡萄糖吸收量成正比 2. 腹膜高转运患者，葡萄糖吸收较多 3. CAPD 平均每天吸收葡萄糖 100~200g（400~800kcal），这些热量可使透析患者体重增加 长期治疗增加糖负荷，从而导致胰岛素分泌增加及胰岛素抵抗，造成脂代谢紊乱 代谢综合征及脂肪组织的促炎症因子是心血管疾病的危险因素，可导致肥胖患者预后较差	定期检查血糖和血脂，及时发现糖、脂代谢异常 严格管理患者的水盐摄入以减少高渗透析液的需求 更换透析液种类，如艾考糊精或氨基酸透析液 加强运动，增加机体对葡萄糖的消耗 保证能量摄入的基础上限制高糖高脂饮食

续表

不良反应	风险发生率	发生原因	风险管控措施
残余肾功能下降	—	透析液渗透剂浓度：腹膜透析患者不当使用高渗透析液会导致有效血容量不足，加重肾脏缺血，尿量迅速减少，肌酐清除率明显降低 炎症：腹膜透析合并腹膜炎可引起部分炎症介质的释放，加速残余肾功能的丧失	在确定透析方案时根据腹膜转运特性、体表面积和残余肾功能选择合适的透析液浓度和透析剂量
心血管并发症	—	传统危险因素：年龄、体型、吸烟史、性别、家族病史、高血压、高血糖、饮食习惯等 非传统危险因素：炎症、氧化应激、贫血、营养不良、钙磷代谢紊乱、高同型半胱氨酸血症、凝血相关因素、容量增多等与尿毒症相关的因素 腹膜透析患者通过腹腔吸收葡萄糖，导致糖代谢和脂代谢紊乱，增加心血管疾病的发生率	改变生活方式，加强体育锻炼 低盐、低脂饮食 戒烟 控制高血压 纠正高血脂 控制高血糖 定期（每年）进行颈动脉超声和心脏超声、心电图检查

续表

不良反应	风险发生率	发生原因	风险管控措施
血容量过多	＞ 70%	与透析无关：残余肾功能丧失、水钠摄入过多 与透析相关： 1. 缺乏依从性：患者偶尔会减少交换次数、缩短日间存腹时间或延长夜间存腹时间。根据溶质转运速率，缩短日间存腹时间可能导致超滤时间不足。延长夜间存腹时间可能导致超滤液重新吸收到血液或淋巴管中。一部分患者可能在存腹过夜时使用了错误的透析液，或是未能根据体重调整透析液葡萄糖浓度，导致促进超滤的渗透刺激不足；另一部分患者在注入新的透析液之前，引流时间缩短且未完全引流，这导致液体积聚，最终被重新吸收到血液和淋巴中，或稀释存腹时的葡萄糖（渗透剂）浓度 2. 透析处方与腹膜转运特性不匹配 3. 低白蛋白血症和高血糖症：营养不良、肾病综合征或肝病所致低白蛋白血症可能降低胶体渗透压梯度，	预防血容量过多的最重要措施是确立和维持准确的目标体重。还应监测尿量和透析清除的液体量，以便在出现显著的血容量增加之前调整透析处方 1. 确定目标体重 2. 监测—通常至少每月评估 1 次： ①定期评估目标体重 ②记录每次交换的实际超滤量和所用透析液的葡萄糖浓度，以监测腹膜的超滤能力和透析每日清除的总液体量 ③测量 24 小时尿量，以检测有无尿量减少。检出尿量下降后，需调整透析处方以提高超滤；定期或需要时进行腹膜平衡试验 3. 其他预防措施：①给予所有存在残余肾功能的患者利尿剂 ②保护残余肾功能。具体措施包括：避免应用肾毒性药物 / 物质，避免容量不足，严格控制血压，给予蛋白尿患者 ACEI 或 ARB

续表

不良反应	风险发生率	发生原因	风险管控措施
血容量过多	＞70%	该渗透压梯度驱动水从间质空间移动到血管内，之后水从血液转移到透析液中。此类患者很难排出液体，因此常见血容量过多。除非血清白蛋白浓度＜2.8g/dL，低白蛋白血症通常不会引发血容量过多 慢性高血糖可能会降低血液和透析液之间的渗透压梯度，超滤因此减弱，导致多余液体潴留和血容量过多 4. 机械问题导致透析液积聚：任何可以导致透析液慢性积聚的问题都可能引起血容量过多。机械性导管问题通常不影响透析液正常流入，但会导致透析液引流不充分、超滤不足，这类问题包括腹膜后渗漏，或者导管位置不当。因此出现的液体积聚会逐渐被毛细血管和淋巴管吸收。常见的情况是导管渗漏导致透析液进入腹膜后或腹壁间隙	③限制钠摄入量＜2g/d或施行不加盐饮食；不限制存在残余肾功能的患者的液体量 ④提高患者对腹膜透析方案的依从性 ⑤控制血糖。每年至少检查2次HbA1c水平 ⑥慎用4.25%葡萄糖透析液。可考虑使用艾考糊精代替4.25%葡萄糖透析液进行夜间存腹

续表

不良反应	风险发生率	发生原因	风险管控措施
血容量过多	＞70%	腹透液引流不完全也可能导致腹腔内残留大量液体，从而稀释下次存腹透析液的葡萄糖浓度，进而降低对超滤的渗透刺激 5. 超滤衰竭：发生真正超滤衰竭（腹膜衰竭）时，即便各项条件都最佳（依从性佳、处方正确、白蛋白足够等），腹膜液体转运仍不足	
低钾血症	10%~35%	肠道内丢失钾，腹膜内葡萄糖负荷及随后的胰岛素释放促进细胞摄取钾，这些可能也导致了腹膜透析患者的低钾血症	对于稳定的长期门诊随访患者，取消膳食钾摄入量的限制，必要时口服补钾（常为20mEq/d，根据个体血清钾检测值来确定）

续表

不良反应	风险发生率	发生原因	风险管控措施
高钾血症	10%~17%	1. 高钾摄入，如盐替代品和含钾减肥方案 2. 代谢性酸中毒引起的高钾血症 3. 夜间间歇性腹膜透析时，如果在PD结束的时间和稍后获得血样的时间之间存在很大的延迟，可能发生高钾血症 4. 患者不配合腹膜透析治疗而导致氮质血症增多，可能引起高钾血症 5. 肌肉量或蛋白质摄入较多 6. 使用血管紧张素转换酶抑制剂	1. NIPD时在夜间周期的基础上增加白天的停留时间，缩短空腹膜产生高钾血症的时间 2. 如果为了避免常见的低钾血症而采用高钾饮食，需密切关注钾摄入量 3. 口服碳酸氢钠治疗，以防止或纠正代谢性酸中毒
急性胰腺炎	5.86/1000患者年	1. 腹膜透析患者长期使用特定透析液可能增加急性胰腺炎风险，例如高浓度葡萄糖透析液 2. 使用艾考糊精时急性胰腺炎的风险较低。但艾考糊精透析液会干扰血清淀粉酶检测结果，使其假性降低	1. 对使用艾考糊精的患者，需采用血清脂肪酶而非淀粉酶诊断急性胰腺炎 2. 诊断腹膜透析患者时注意鉴别急性胰腺炎与微生物腹膜炎

续表

不良反应	风险发生率	发生原因	风险管控措施
透析液灌入过程中疼痛	—	1. 常规乳酸盐透析液的pH呈酸性（pH值5.2~5.5） 2. 导管位置不正（例如与肠壁或腹膜腔表面接触） 3. 透析液温度较高 4. 高渗透析液的葡萄糖浓度高	1. 在灌入透析液前向透析液中注射碳酸氢钠可以有效缓解疼痛，但注射过程造成污染并随后引发腹膜炎的风险很高 2. 使用pH值较高（pH值为7~7.4）的透析液，例如碳酸氢盐和碳酸氢盐/乳酸盐透析液
转运获得性增加	—	1. 透析时间延长 2. 使用高渗葡萄糖交换 3. 常规腹膜透析液中有大量晚期糖基化终末产物，该产物在腹膜血管壁聚集可能改变腹膜通透性	1. 已出现转运获得性增加的患者，可临时换为血液透析以使腹膜“休息”，改善超滤以及恢复腹膜的基线转运特性 2. 换为NIPD或日间自动腹膜透析模式

表 2-5　艾考糊精特发性不良反应风险管理

	发生率	风险点	风险管控措施
皮疹	4.3%~18.9%	艾考糊精与葡萄糖聚合物右旋糖酐的结构相似。右旋糖酐用作血浆扩张剂或抗凝剂可会引起过敏反应。尽管尚未确定右旋糖酐过敏反应的表位，但已有研究证实了右旋糖酐的免疫原性和与皮肤定位有关的免疫复合物的形成。有可能是相同或相似的表位导致了艾考糊精的超敏反应	若皮肤反应仅发生于手掌或脚底，不需要停用艾考糊精，但需要仔细的医疗观察以监测进展情况。开始使用艾考糊精治疗的前 14 天通常是高风险期，需要加强对皮疹发作的监测，但也可能在长时间接触艾考糊精后发生皮疹。当出现弥漫性或脓疱性皮疹时，应立即停用艾考糊精
无菌性腹膜炎	＜1%	艾考糊精中的肽聚糖可在致敏患者中诱导免疫反应	医务人员应了解艾考糊精相关的无菌性腹膜炎，以避免持续使用不必要的抗生素甚至移除 PD 导管。无论使用何种腹膜透析液，嗜酸性腹膜炎都发生在 PD 开始后的早期。因此可延迟 4~6 周给 PD 患者使用艾考糊精，以避免将无菌性腹膜炎与嗜酸性腹膜炎混淆 如果诊断为无菌性腹膜炎，可根据反应的严重程度决定是否停止使用艾考糊精。对于较轻的反应，可以继续使用艾考糊精，以期逐步减轻症状。在严重反应的情况下有必要停用艾考糊精，透析液通常在停止使用艾考糊精后 24~48 小时内清除。若再次使用艾考糊精后混浊液体再次出现或发生严重的无菌性腹膜炎，不应尝试重新使用艾考糊精

五、药物相互作用

药物相互作用主要的风险为药物可经腹膜透析部分消除，导致体内药物浓度降低，药物作用效果减弱。对于抗菌药物来说，体内药物浓度不足可能导致严重感染。对于可透析清除的药物，给药时应适量增加剂量，或根据血药浓度监测结果调整用药。腹膜透析药物清除的机制主要是药物浓度梯度差产生的弥散作用。药物清除率与腹膜透析液交换量、超滤量、腹膜面积、腹膜血管病变等因素相关。因腹膜透析液流速缓慢（约 7ml/min），故腹膜透析对药物的清除低于血液透析。带电荷的药物分子比不带电荷的药物分子弥散速度慢。合并低血压、肠系膜血管病变、大网膜血管硬化、血流减少等，均可使药物清除减少。高容量腹膜透析或高渗腹膜透析液、提高腹膜透析液温度、腹膜炎等，都可增加药物的清除。

腹膜透析可能清除的药物和毒物分类：

（1）镇静、安眠、麻醉药　巴比妥类、甲丙氨酯、甲喹酮、苯巴比妥、苯妥英钠等。

（2）退热止痛药、水杨酸类　阿司匹林、非那西丁、对乙酰氨基酚等。

（3）醇类　甲醇、乙醇、异丙醇等。

（4）抗生素类　氨基糖苷类、四环素、利福平、异烟肼等。

（5）生物毒素　鱼胆毒素、蜂毒等。

（6）杀虫剂　有机磷农药、百草枯等。

（7）杀鼠剂　毒鼠强、氟乙酰胺等。

（8）金属类离子　主要有锂、铜、钙、铁、铝、镁、汞、钾、铊等。

（9）其他　氨茶碱、卤化物（如溴化物）、氯化物、碘化物、氟化物、α-甲基多巴、环磷酰胺、甲酚、奎宁、四氯化碳、乙酰乙酸、醋酸、造影剂、西咪替丁、苯丙胺、异卡波肼、毒蕈类等。

表2-6列出了部分抗感染药物在肌酐清除率＜10ml/min和持续性不卧床腹膜透析时用药调整建议。

表 2-6　CAPD 成人患者的抗感染药物剂量调整

分类	药物	常用剂量	CrCl < 10ml/min	CAPD
氨基糖苷类	阿米卡星[1，2]	7.5mg/kg，IM/IV，q12h	7.5mg/kg，q48h	每天每升透析液丢失 15~20mg
	庆大霉素 奈替米星 NUS 妥布霉素[1，2]	1.7~2.0mg/kg，IM/IV，q8h	1.7~2.0mg/kg，q48h	每天每升透析液丢失 3~4mg
β- 内酰胺类 碳青霉烯类	美罗培南	1g，IV，q8h	0.5g，qd	0.5g，qd 腹膜透析可消除
第二代 头孢菌素类	头孢替坦	1~2g，IV，q12h	1~2g，IV，q48h	1g，qd 给药后 24 小时内取出的透析液中头孢替坦的总回收率为给药剂量的 5%~9%
	头孢西丁	2g，IV，q8h	2g，q24~48h	1g，qd 透析除去静脉注射剂量的 10%~20%
	头孢呋辛	0.75~1.5g，IV，q8h	0.75~1.5g，IV，qd	0.75~1.5g，IV，qd 腹膜透析可消除

续表

分类	药物	常用剂量	CrCl < 10ml/min	CAPD
第三代头孢菌素类，无抗假单胞菌活性	头孢噻肟	2g，IV，q8h	2g，qd	0.5~1g，qd 在腹膜透析期间，无需根据肾功能进一步调整头孢噻肟的剂量
	头孢唑肟	2g，IV，q8h	2g，qd	0.5~1g，qd 头孢唑肟可通过血液透析去除，少量可通过腹膜透析去除
头孢菌素，抗假单胞菌	头孢吡肟	2g，IV，q8h	1g，qd	1~2g，q48h 头孢吡肟通过腹膜透析（超过72小时）可去除26%的药物
	头孢他啶	2g，IV，q8h	2g，q24~48h	无CAPD建议用量 腹膜透析可消除
头孢菌素，抗MRSA	头孢洛林	600mg（输注时间大于1小时）IV，q12h	< 15ml/min：200mg，q12h	无CAPD建议用量 腹膜透析可消除

续表

分类	药物	常用剂量	CrCl < 10ml/min	CAPD
头孢菌素类	头孢氨苄	500mg，Po，q6h	250mg，q12h	500mg，q12h 腹膜透析可消除
	头孢克洛	500g，Po，q8h	500mg，q12h	500mg，q12h 腹膜透析可消除
	头孢呋辛酯	500mg，Po，q8h	500mg，qd	500mg，qd 腹膜透析可消除
氟喹诺酮类	氧氟沙星	200~400mg，Po，q12h	200mg，qd	200mg，qd 腹膜透析可消除
抗代谢药物	氟胞嘧啶	25mg/kg，Po，q6h	25mg/kg，qd	0.5~1g，qd 腹膜透析可消除
烯丙胺类、唑类	氟康唑	100~400mg，Po/IV，qd	50~200mg，qd	50~200mg，qd 部分可消除

续表

分类	药物	常用剂量	CrCl < 10ml/min	CAPD
烯丙胺类、唑类	伏立康唑[3]	6mg/kg，IV，q12h×2剂，然后4mg/kg，IV，q12h	CrCl < 30ml/min时因环糊精载体蓄积，应用口服制剂或停用	避免应用 腹膜透析可消除
一线抗结核药物	异烟肼[3]	5mg/kg，Po，qd	5mg/kg，qd	相当量被消除 可用腹膜透析治疗异烟肼中毒
	链霉素[1，2]	15mg/kg（最高1g），IM，qd	15mg/kg，q72~96h	每天每升透析液丢失20~40mg
二线抗结核药物	卡那霉素[1，2]	7.5mg/kg，IM/IV，q12h	7.5mg/kg，q48h	每天每升透析液丢失15~20mg
流感	奥司他韦	75mg，Po，q12h	不推荐，除非血液透析	每次透析后30mg

注：1. 高流量透析膜可致无法预测的药物清除；需监测透析后血药浓度。

2. CAPD时药代动力学变化很大，需监测血药浓度。CAPD常用方式：2L透析液置换，qid［例如阿米卡星：8L×（20mg丢失/L）=160mg阿米卡星，IV补充，qd］。

3. 肝脏疾病时可能需要调整剂量。

无论是预防使用还是治疗，腹膜腔局部使用抗生素都是必要的。抗生素在腹膜透析液中的稳定性是治疗有效性的风险点。表 2–7 总结了几种抗生素在不同腹膜透析液中的稳定性。

表 2–7　腹腔注射抗生素的稳定性

。腹膜透析液				储存条件		备注[1]	
抗生素	葡萄糖	艾考糊精	稳定性[2]	室温	冷藏温度	测试天数	稳定天数
庆大霉素	√		14 天	√	√	14 天	
		√	14 天	√	√	14 天	
头孢唑林	√		8 天	√			8 天
	√		14 天		√	14 天	
		√	7 天	√			7 天
		√	14 天		√	14 天	
头孢他啶	√		4 天	√			4 天
	√		7 天		√		7 天
		√	2 天	√			2 天
		√	14 天		√	14 天	

续表

腹膜透析液				储存条件		备注[1]	
抗生素	葡萄糖	艾考糊精	稳定性[2]	室温	冷藏温度	测试天数	稳定天数
头孢吡肟	√		14天		√	14天	
万古霉素	√		28天	√		不适用	
		√	14天	√		14天	
哌拉西林他唑巴坦+肝素	√	√	7天			7天	

注：1.“稳定天数”表示抗生素浓度至少保持其初始浓度的90%，直到第X天。“测试天数”表明抗生素浓度至少保持其初始浓度的90%，直到只设置X天的研究时间。

2. 稳定性（稳定X天）根据腹膜透析液的类型和指定的存储条件来解释。

六、特殊人群

（一）孕妇及哺乳期妇女

表2–8详细说明了孕妇及哺乳期妇女选择透析治疗的风险管控点。

表 2-8　孕妇及哺乳期妇女透析治疗风险管控

风险点	风险点描述	风险管理措施
透析方式[15, 16]	与血液透析相比，腹膜透析患者的妊娠率较低，小于胎龄妊娠率更高 高渗透析液可能会损害正常排卵。在接受腹膜透析的女性中观察到卵巢和输卵管的化生和带状纤维化，这提示腹膜透析可能会导致正常排卵的机械障碍导致生育能力低下	建议尝试怀孕的女性和所有怀孕的透析患者接受血液透析而不是腹膜透析治疗
	妊娠后期，患者子宫快速增大，增加透析剂量会导致患者腹胀不适，甚至胃食管反流	妊娠早期可通过增加交换量和次数来提供强化透析。在后期阶段，必须增加交换次数（最好使用自动腹透机）以提供足够的透析
	强化腹膜透析可能引起低钾血症	需加强监测并及时补钾
先兆子痫[16]	接受透析的妊娠妇女中，先兆子痫的发生率为5%~20%	若在妊娠20周后出现高血压恶化、头痛症状、视力模糊、上腹或右上腹疼痛以及溶血、氨基转移酶或血小板减少症的迹象，都应怀疑先兆子痫。宫内生长受限结合多普勒搏动测得的子宫动脉血流阻抗也可能有助于发现子痫前期风险增加的女性

续表

风险点	风险点描述	风险管理措施
水分控制及营养[15, 25]	妊娠时体内总体液量增加9L，正确判断干重较为困难	一般女性在怀孕的前三个月应该增加大约1~2kg，之后每周增加0.5kg，因此需要定期调整干重。建议对容量状态进行仔细的临床评估以确定超滤目标
	妊娠初期血管扩张会引起血管内容量增加，由血管扩张引起的容量增加较难通过透析清除	
	1. 腹透患者常合并恶心或畏食症，难以摄入足量蛋白质 2. 增加透析剂量后会使蛋白质的丢失加重	透析妊娠妇女每日应增加20g蛋白质摄入。当口服不能摄入足够的蛋白质，需要通过其他途径增加蛋白质的补充 为了弥补氨基酸透析造成的损失，每日蛋白质摄入量为1.5~1.8g/kg
	叶酸可通过透析清除，叶酸缺乏易引起胎儿神经管发育缺陷	应补充双倍剂量的水溶性维生素，叶酸补充剂5mg/d

（二）儿童

对于接受持续性腹膜透析的患儿，有别于成人患者的特殊风险点如表 2-9 所示：

表 2-9　儿童的透析处方风险管控

风险点	风险点描述	风险管控措施
透析处方[7]	儿童与成人的透析处方有差异	1. 儿童的处方注入量应依据体表面积（body surface area，BSA），且依据患儿的耐受性和清除溶质及液体的需求进行调整 2. CAPD 方案：900~1100ml/m^2 BSA（35~45ml/kg）的 2.5% 葡萄糖透析液，一日 4 次交换；仍存在显著残余肾功能的患儿使用 1.5% 葡萄糖透析液 3. 2 岁以上 APD 治疗患儿目标个体夜间注入量为 1000~1200ml/m^2，2 岁以下 APD 治疗患儿为 600~800ml/m^2。日间注入量一般为夜间注入量的 50%
	婴儿和幼儿（2 岁以下）可能不耐受 1100ml/m^2 的测试容量	这类患者的测试容量采用临床使用的灌注量
腹膜透析液选择[17]	患儿需尽可能保留腹膜功能，以便能长期进行 CPD	对于腹膜转运能力强的患儿，可在长时间留腹时（CAPD 为夜间，APD 为日间）使用较大分子量的葡萄糖聚合物（如艾考糊精）来提高超滤量

续表

风险点	风险点描述	风险管控措施
电解质失衡[25, 29]	氯化钠经腹透液超滤而大量丢失（2~5mmol/kg）。钠丢失引起的低钠血症可能导致显著低血容量。低血容量和低血压可能促发婴儿和幼儿的前部缺血性视神经病变	腹膜透析幼儿应注意补充氯化钠
钙磷代谢紊乱[26]	儿童腹膜透析患者常并发钙磷代谢紊乱，造成肾性骨病，表现为生长迟缓、骨痛、骨骼变形，可有继发性甲状旁腺功能亢进症性骨病即高转运性骨病、骨软化症或动力缺陷性骨病即低转化性骨病、混合性骨病及铝中毒性骨病等	1. 腹膜透析患儿应每月检测血钙和血磷，每 2~3 个月测甲状旁腺激素（parathormone，PTH），每 6 个月测碱性磷酸酶。要求血钙、血磷和钙磷乘积在正常范围，PTH 维持在 150~300pg/ml 2. 使用低钙透析液、含钙的磷结合剂、大剂量活性维生素 D 冲击治疗或体内血钙、血磷、PTH 变化大时，应根据病情相应增加血钙、血磷的监测频率，及时调整治疗方案

（三）老年人

与年轻患者相比，老年 ESRD 患者除年龄因素外，还有生理、心理以及社会学等方面的特殊因素，如生理功能明显下降、社会重视程度不够、并发症和合并症多、慢性肾脏病基础上合并急性肾损伤多见等，这些因素不仅给老年患者的日常生活带来很多不便，也给临床救治特别是透析治疗方案的选择带来很大困难。因此对于老年 ESRD 患者，除病情因素外更重要的是应对其家庭状况和当地社会因素进行综合评估后才能确定是否适合行腹膜透析治疗。表 2–10 详细介绍老年人的透析处方风险管控。

表 2–10　老年人的透析处方风险管控

风险点	风险点描述	风险管控措施
禁忌证[3]	老年患者疾病状态	老年患者存在以下问题应慎行腹膜透析治疗： 1. 存在严重视力、听力、活动、认知等能力障碍，且缺乏家庭助理者 2. 合并肺气肿等慢性阻塞性呼吸系统病变及肺功能存在障碍者 3. 机体代谢状态不稳定，合并有严重营养不良
并发症[3]	老年人更易发生营养不良	1. 老年患者进行腹膜透析时应严密观察血糖 2. 应注意心血管功能是否适宜做腹膜透析
	腹膜透析后腹疝的发病率增加，女性患者子宫脱垂发病率较高	
	随着透析时间延长，患者认知功能有下降趋势，老年患者中下降更明显	

（四）特殊疾病状态

患者透析治疗过程中应考虑腹膜透析对患者其他疾病存在的潜在影响，总结如下：

1. 糖尿病

表 2-11 详细介绍了腹膜透析影响糖尿病的风险点及管控措施。

表 2-11　腹膜透析影响糖尿病的风险管控

风险点	风险点描述	风险管控措施
血糖水平[19]	糖尿病患者多伴有全身微血管病变，患者更容易处于微炎症状态[1]	对于有严重微血管并发症的患者（腹膜透析人群归于此类），HbA1c 应控制在 8% 以下[1]
	慢性肾脏病 5 期患者的 HbA1c 易被低估	通过检测糖化血清白蛋白反映血糖控制水平
血糖监测[28]	患者进行腹膜透析时会从腹腔吸收大量的葡萄糖 透析袋及管路对胰岛素有吸附作用	糖尿病患者在使用葡萄糖透析液时要求严密地监控其血糖 使用艾考糊精或氨基酸腹膜透析液可能会改善部分患者的血糖控制情况
	对于已接受艾考糊精腹膜透析液治疗的患者，一些血糖监测仪[使用酶葡萄糖脱氢酶吡格喹啉醌（glucose dehydrogenase pyrroloquinoline quinone，GDH-PQQ）的监测仪]的读数会假性升高，此效应可在停用艾考糊精治疗后持续 2 周。若医护人员将血糖仪设备的读数错误地解释为高血糖症而使用不适当的过量胰岛素，可能导致患者出现低血糖、神经损伤、昏迷甚至死亡	接受艾考糊精治疗时应选择能最大程度减少非葡萄糖糖类干扰的血糖监测方法（详见第八节“二、艾考糊糖精腹膜透析液血糖监测风险”） 应在所有非葡萄糖专用血糖仪上贴上警告标签，以达到视觉警示的效果，提示这些设备不应用于近期或当前经艾考糊精治疗的 PD 患者[2]

续表

风险点	风险点描述	风险管控措施
低血糖[8]	糖尿病肾病患者的病程较长，血糖常常波动较大；且无论是外源性胰岛素还是口服降糖药在体内的半衰期均延长，排泄减慢，故糖尿病肾病患者进入腹膜透析阶段后容易发生低血糖 β- 受体拮抗剂可能掩盖低血糖症状	在调整降糖药剂量时应确保避免低血糖 特殊人群（含肝肾功能不全）血糖控制为宽松目标，空腹血糖 8~10mmol/L，餐后血糖 10~12mmol/L，最高可达 13.9mmol/L。腹膜透析人群可参考此目标值。且血糖控制目标宜进一步个体化。若患者合并使用 β- 受体拮抗剂更应密切监测血糖
口服降糖药[8]	大部分口服降糖药的药品说明书无腹膜透析患者的应用信息，仅西格列汀明确说明可减量（25mg/d）用于腹膜透析患者，而达格列净、卡格列净、恩格列净均为透析患者禁用药物 腹膜透析患者不应使用二甲双胍，因为其会升高乳酸酸中毒的风险	使用降糖药前向医生说明腹膜透析情况，避免使用腹膜透析禁用药物
胰岛素[6, 28]	使用腹膜内胰岛素时： 改变 CAPD 的安排以及进食时间时需要不断调整腹膜内胰岛素，因此患者需要的胰岛素方案十分复杂 将胰岛素注入透析袋时存在细菌污染透析液的风险 胰岛素进入透析液以及与透析袋和管路的塑料结合会导致胰岛素损失，因此胰岛素总量需求较大	推荐皮下给予胰岛素

续表

风险点	风险点描述	风险管控措施
胰岛素[6, 28]	腹膜成纤维细胞增殖的相关风险 肝脏被膜下脂肪变性的相关风险 不同患者的胰岛素吸收可能不同，或同一患者的胰岛素吸收因腹膜的获得性异常而逐渐下降	推荐皮下给予胰岛素
	用艾考糊精代替葡萄糖基时，胰岛素的需求可能会减少	开始使用艾考糊精后，所有糖尿病患者应更密切地监测低血糖
高转运者[25, 27]	高转运者可因腹膜快速吸收葡萄糖出现巨大的葡萄糖负荷 葡萄糖快速吸收会降低透析液和血液间的渗透梯度，导致超滤减少、尿素移除减少及液体潴留。出现全身性水肿后又需频繁使用 2.5% 和 4.25% 葡萄糖透析液，这又加重了高血糖，发生恶性循环	推荐高转运者进行夜间自动腹膜透析。如果患者继续使用 CAPD，则应考虑补充胃肠外营养，有条件时给予腹膜内氨基酸溶液使用艾考糊精进行长时间日间留腹，这样可最大程度减少葡萄糖吸收、可能的食欲抑制和过度液体吸收，同时维持中等大小分子等物质的 24 小时透析清除率

注：1. 信息来源：《2022 年美国糖尿病协会（ADA）糖尿病诊疗指南》。
2. 信息来源：药品说明书。

2. 高血压

(1) 风险点及管控措施

表 2-12 详细介绍了腹膜透析影响高血压的风险点及管控措施。

表 2-12　腹膜透析影响高血压的风险点及管控措施

风险点	风险点描述	风险管控措施
透析液[6, 20]	应用标准的含钠透析液处方可减少透析期间钠的丢失，且轻度升高透析后的血清钠水平，易造成容量超负荷以及增加口渴感	降低透析液的钠浓度，减少患者对降压药的需求，降低血压
	长期应用高渗葡萄糖腹透液可导致腹膜超滤功能衰竭，增加容量负荷	
	艾考糊精可增强超滤，可能导致体位性低血压和晕厥	开始使用艾考糊精时，应注意密切监测血压，必要时调整降压药物
降压药[8]	肾衰竭患者［肾小球滤过率 eGFR＜30ml/(min·1.73m^2)］通常对噻嗪类利尿剂反应不佳	腹膜透析患者应避免使用噻嗪类利尿剂
	利尿剂使用不足、容量控制不到位。仅有 10% 的容量超负荷 CKD 患者具有双下肢水肿的查体表现	临床医生应借助其他辅助手段评价 PD 患者的容量情况，如有必要应加用袢利尿剂或进一步调整剂量

续表

风险点	风险点描述	风险管控措施
降压药[8]	非选择性β受体拮抗剂可导致硬化性腹膜炎和增加腹膜纤维化的发生率	推荐腹膜透析患者使用无内在拟交感活性、对β_1受体选择性较高或兼有α受体拮抗扩血管作用的β受体拮抗剂，如美托洛尔、比索洛尔等
	降压药选择不当会造成残余肾功能丧失或下降，影响透析充分性	控制血压：①定期监测血压；②合理选择降压药物；③注意水盐摄入，减轻心脏负荷
腹膜转运特性[26]	腹膜高转运是CAPD患者血压控制不佳的独立危险因素	应定期评估患者的腹膜转运特性，合理调整高转运患者的腹膜透析处方，如增加高渗液、应用大分子多聚糖透析液（如艾考糊精）等。艾考糊精更适用于容量超负荷、存在顽固性高血压及合并心血管并发症的PD患者
气温对血压的影响 *	对于高血压患者，冬天比较寒冷的时候血压控制不佳	可采用调整降压药用药方案、进一步限制盐摄入、进一步限制液体摄入、降低目标干重等方法
血压监测[26]	约有10%的PD患者在透析治疗中发生血压改变情况，推测是由于某些中分子的血管活性物质也可被透析清除导致血压改变	对PD患者应充分告知治疗过程中监测血压的重要性，如有头晕、黑曚等不适情况应及时就诊

* 信息来源：问卷调查。

（2）腹膜透析患者需要调整剂量的降压药物

腹膜透析患者需要调整剂量的降压药物如表 2–13 所示。

表 2–13　腹膜透析时需调整剂量的降压药物

药物名称	常用剂量	PD 患者建议调整剂量百分比	达峰时间（h）	消除途径	用药须知
β 受体拮抗剂					
卡维地洛	25mg，bid	50%	2	肝（肾）	严重心动过缓，房室传导阻滞，病窦综合征，严重、不稳定性心衰，支气管痉挛性疾病患者禁用；注意可能掩盖甲亢和低血糖的表现；长期使用者应避免突然停药，在 1~2 周内逐渐减量停药
ACEI					
福辛普利	10mg，qd	75%	2~4	肾（肝）	可能出现干咳、血管神经性水肿、皮疹、疲劳、味觉异常、白细胞减少、一过性肌酐水平升高、高钾血症；有血管性水肿的病史、对 ACEI 过敏、高钾血症、双侧肾动脉狭窄的患者，以及妊娠妇女禁用；左室流出道梗阻的患者不宜使用
雷米普利	5~10mg，qd	25%~50%	1	肾（肝）	
培哚普利	2~8mg，qd	25%~50%	3~4	肾（肝）	

续表

药物名称	常用剂量	PD患者建议调整剂量百分比	达峰时间（h）	消除途径	用药须知
贝那普利	5~40mg，qd	50%~75%	0.5~1	肾（肝）	可能出现干咳、血管神经性水肿、皮疹、疲劳、味觉异常、白细胞减少、一过性肌酐水平升高、高钾血症；有血管性水肿的病史、对ACEI过敏、高钾血症、双侧肾动脉狭窄的患者，以及妊娠妇女禁用；左室流出道梗阻的患者不宜使用
喹那普利	10~40mg，qd	50%	1~2	肾（肝）	
赖诺普利	2.5~10mg，qd	25%~50%	7	肝	
依那普利	2.5~10mg，q12h	50%	1	肾（肝）	
群多普利	0.5~4mg，qd	25%~50%	4~10	肾（肝）	
卡托普利	12.5~50mg，tid	50%	1~1.5	肾	

（3）血压目标

多数患者在进入腹膜透析治疗时已伴发较长时间的高血压病史，因此在制定降压目标时应根据患者年龄、伴发疾病、残余肾功能等病理生理因素进行个体化考虑，详见表 2–14 至表 2–16。

表 2-14　维持性腹膜透析患者血压控制目标

患者分类	血压控制目标
一般维持性腹膜透析患者	＜ 140/90mmHg
合并尿白蛋白＞ 30mg/d 患者	≤ 130/80mmHg
80 岁及以上高龄患者	适当放宽至＜ 150/90mmHg，若耐受性良好，则进一步将血压降至＜ 140/90mmHg

表 2-15　其他特殊疾病人群的腹膜透析液风险管理

风险点	风险点描述	风险管控措施
严重乳酸酸中毒 *	急性肾衰竭、先天性代谢缺陷、接受二甲双胍和核苷 / 核苷酸逆转录酶抑制剂（NRTIs）等药物治疗的患者发生乳酸酸中毒的风险较高	1. 建议高风险患者使用基于乳酸盐的腹膜透析液 2. 治疗前和治疗过程中，监测乳酸酸中毒的发生情况
矿物质和骨异常[21]	慢性肾脏病所致的矿物质和骨代谢异常综合征易致高钙血症	CKD G5D 期患者，建议腹膜透析液钙离子浓度为 1. 25mmol/L

续表

风险点	风险点描述	风险管控措施
肾性贫血[13, 22]	透析患者 Hb 下降速度比非透析患者快	1. Hb＜100g/L 时，腹膜透析患者应使用红细胞生成刺激剂治疗 2. 建议腹膜透析的患者居家治疗时皮下注射红细胞生成刺激剂。与等效的静脉给药相比，皮下注射可以降低药物的用量。推荐采用预充式注射器注射，使用方便，并可减少污染
高尿酸血症[8]	别嘌醇可经过腹膜透析清除	建议 PD 患者使用别嘌醇初始剂量 50mg/d，逐渐递增至血清尿酸达标后使用低剂量维持
	因 PD 患者肾小球滤过率降低，易导致无尿或者少尿，一般促尿酸排泄药物（如苯溴马隆）无效	PD 患者需使用其他作用机制的降尿酸药物
钙磷代谢紊乱[26]	活性维生素 D 是治疗继发性甲状旁腺功能亢进症的重要药物，血钙升高是其常见不良反应。且应用不当可使 PTH 过度抑制，可能导致动力缺失型骨病的发生	1. 严密监测血钙水平 2. 若血钙＞2.54mmol/L：①应减少或停用含钙磷结合剂；有条件时使用非含钙磷结合剂 ②根据血钙水平可使用低钙透析液（1.25mmol/L 或更低）透析，透析过程中应密切监测患者的症状及血压。严重高血钙时应减量或停用活性维生素 D，待血钙恢复正常再重新开始使用。 3. 夜间睡眠前肠道钙负荷最低，建议活性维生素 D 此时给药

* 信息来源：药品说明书。

表 2-16　PD 患者常用降尿酸药的特点及推荐剂量

降尿酸药	特点及推荐剂量
别嘌醇	可经过腹膜透析清除，可按照 eGFR < 10ml/(min · $1.73m^2$) 时剂量给予，建议 PD 患者使用别嘌醇初始剂量 50mg/d，逐渐递增至 尿酸达标后低剂量维持
非布司他	按 eGFR < 10ml/(min · $1.73m^2$) 给药，初始给予 10mg/d，然后逐步递增，待血尿酸控制后低剂量维持

七、药物过量

表 2-17 详细介绍了腹膜透析液过量处理方法。

表 2-17　腹膜透析液过量处理

<table>
<tr><th>药物过量</th><th>临床表现</th><th>治疗方法</th></tr>
<tr><td>腹膜透析液过量灌注到腹腔内</td><td>腹胀/腹痛和（或）呼吸急促</td><td>将腹膜透析液从腹腔中引流出来</td></tr>
<tr><td>过量使用透析液</td><td>血容量过高、血容量过低、电解质紊乱或高血糖</td><td rowspan="2">1. 血容量过高可采用高渗腹膜透析液和液体限制等进行处理。取决于脱水程度，血容量过低可采用口服补液或静脉内补液进行处理
2. 电解质紊乱可根据经血液检查证实的具体紊乱类型予以处理。最可能出现的电解质紊乱为低钾血症，可由主治医师开具口服钾或在腹膜透析液中添加氯化钾
3. 糖尿病患者的高血糖可通过调节胰岛素剂量或其他口服药物进行处理</td></tr>
<tr><td>过量使用含 4.25% 葡萄糖的腹膜透析液</td><td>显著脱水</td></tr>
</table>

第五节 调剂环节风险管理

如表2-18所示，调剂环节风险主要在处方审核、药品调配、用药交代等环节。

表2-18 调剂环节风险管理

风险点	风险点描述	风险管控措施
处方审核	1. 未审核适应证、禁忌证和其他注意事项 2. 处方更换了品种规格，未与之前的品种规格核对，未与临床沟通，发生错误	1. 落实“四查十对” 2. 查询核对患者病历资料，比对之前所用腹透液 3. 与医生及时沟通，了解核实变更腹透液情况
药品调配	1. 品种、规格调配发放错误 2. 药品过期	1. 落实“四查十对” 2. 双人核对，或信息化核对
用药交代	对于首次取药、更换品种规格的患者或家属交代不足，包括药品保管条件、堆放、有效期、质量、使用注意事项等	对腹透液建立用药交代流程，特别是对于首次取药、更换品种规格的患者或家属，利用信息化或书面形式交代包括药品保管条件、堆放、有效期、质量、使用注意事项等

信息来源：《处方管理办法》。

第六节　运送环节风险管理

为了方便居家治疗的患者，现在越来越多的医院开展了（网上）医院开具处方，缴费后由第三方公司配送到家服务。

据调查，目前第三方配送公司送腹膜透析液到家区域包含城镇、农村，配送到城镇的患者人员更多；配送距离通常较远，70% 在二十公里以上。配送人员约 40% 进行过腹透配送考核或认证；90% 左右会定期参与腹透液相关知识及配送相关培训。配送人员基本知晓葡萄糖腹透液摆放要求，艾考糊精腹透液摆放要求较葡萄糖腹透液更为宽松，虽知晓程度不及葡萄糖腹透液，但实际摆放过程中基本不存在由于堆放不当而引发的风险。80% 左右的患者家中有专门储存药品的位置。透析液出库与配送时会反复核对种类、规格、数量等信息。疫情期间除当地开通药品配送绿色通道外，配送周期相应延长，同时单次配送量增加。物流信息可实时更新的约占总配送比例的一半，其余主要依靠人工告知。多数配送人员会被要求向患者告知存放注意事项，实际执行过程中仍存在疏漏。运输过程中大多会进行光照、温度和湿度控制、批号管理、防止漏液等风险管控措施。在低温雨雪天气及高温潮湿天气还需注意防止冻液及除湿，对于自然灾害（如洪水）应提前制定应急预案并组织配送人员学习，不知如何处理可联系医院或腹透中心。

第三方公司配送腹透液到家服务的风险点主要包括患者信息未正确从医院药房转移到第三方公司、送货不及时、送货温度不符合要求、送货错误、未检查有效期、未按先到先用原则堆放腹透液、未按流程签收、服务态度差等。详细内容如表 2-19 所示。

表 2-19 第三方配送公司送药到家环节的风险管理

风险点	风险点描述	风险管控措施
患者信息由医院药房转第三方公司配送公司	1. 患者 / 家属填写信息错误 2. 药师收集、转交患者错误的联系方式给第三方配送到家公司 3. 更换第三方配送公司	1. 患者 / 家属通过信息化方式填写信息 2. 比对之前的信息，将不同之处与患者 / 家属再次核对 3. 第三方配送公司双人核对收到的患者信息，并与之前的信息比对，将不同之处与患者 / 家属、药师再次核对 4. 医院加强对第三方配送公司服务管理，如更换公司，应确保服务流程、信息衔接和服务质量
送货计划	1. 计划出错，送货延误，患者无药可用 2. 出库时没有对腹透液进行全面复核，药品品规错误	1. 信息化管理送货计划，按患者约定时间排序 2. 每天检查送货完成情况，查询是否遗漏 3. 出库和上车前双人核实药品 4. 出发前再次核对患者信息，再次电话核对送货时间

续表

风险点	风险点描述	风险管控措施
运输	1. 运输车辆温度控制超过要求，冬天过冷结冰，夏天过热 2. 部分运输人员相关培训不足，搬运粗暴，损坏包装 3. 未按约定时间送货，延迟送货。患者由于不知道腹透液送货状况频繁致电经销商、医院或配送人员 4. 疫情防控，无法做到急需即送	1. 药物运输流程严格按照 GSP 管理 运输工具需密闭、防虫、干净、没有粉尘和异味；不能与食品或其他有毒物品、有污染和有气味的物品一齐混放运输；运送过程需防潮防水，按允许最高层数堆垛（见纸箱标示），轻取轻放，正向朝上；如带板运输，需使用专用松木垫板（尺寸为 1100mm × 1200mm），按 5L/5L 单袋和 6L/6L 单袋规格每层 4+4+3+3；其余规格：每层 4+4+3 的方式堆箱，并按需配备合适的装卸设备如机械叉车辅助装运 2. 加强培训和管理，杜绝粗暴搬运货物 3. 提前告知堵车情况和可能到达时间 4. 信息化地图实时显示运输路线、货车位置和预计到达时间 5. 疫情防控发生时，及时办理特别运输通行证，保障腹透患者送货需求
患者	1. 未按要求检查患者存货质量、有效期 2. 未核对药品名称、规格及有效期，发生错误 3. 未按要求摆放药品，如未将近效期放在上面，叠放过高 4. 没有向患者主动告知存放的注意事项 5. 没有收集前批腹透液保管、质量等问题 6. 患者 / 家属收货未签收，送货人员代签	1. 按流程检查患者存货质量、有效期 2. 核对药品名称、规格及有效期 3. 将近效期药品搬出来，新效期放里面，叠放不超过 4 层 4. 主动告知患者存放注意事项 5. 询问前批腹透液保管、质量等问题 6. 确认患者 / 家属收货签收；公司核对签收单，检查是否由送货人员代签（字迹是否一样等）

续表

风险点	风险点描述	风险管控措施
医院监控	1. 医院无法监控第三方配送到家情况 2. 仅靠配送公司反馈或患者投诉	1. 送货时附用户满意度调查表，由患者寄还医院 2. 随访患者，了解送货服务情况 3. 开发手机 APP，实时监控送货情况，及时收集患者反馈信息，改善服务。实现：门诊处方→患者签署服务知情同意→物流信息导入 TMS →经销商处理物流单信息→物流信息患者确认→经销商发货→患者收货、反馈→全流程实时管理
经销商	1. 线下获取医院送货上门订单的工作繁琐 2. 缺乏有效管理工具，每月搜集送货上门信息困难	1. 开发手机 APP，收集患者送货信息 2. 实时监控送货情况 3. 及时收集患者反馈信息

信息来源：问卷调查。

第七节 居家使用环节风险管理

目前腹膜透析主要由患者居家完成，其透析全过程各环节均存在风险点。医生或护师会通过现场讲解、模具示范、多媒体教学等多种方式对腹膜透析患者及其家属和相关人员进行教育，讲解腹膜透析相关知识、居家治疗的物品准备、环境要求、操作流程及出现不良反应的处置方法等。医务人员通过门诊随访、电话随访和家庭随访等方式对腹膜透析患者进行长期、规范化的随访，对腹膜透析操作进行风险管理，保证腹膜透析的治疗质量、延长患者生存期。本节主要介绍腹膜透析时使用腹膜透析液的风险管理，包括外观质量、有效期检查，腹透液的加热、丢弃及使用依从性等环节，详细内容如表 2-20 所示。有关药物不良反应及相互作用等环节的风险管理已在第四节介绍。

表 2-20　腹膜透析液居家使用环节风险管理

风险点	风险点描述	风险管控措施
包装完整性[1,2]	使用前腹膜透析液无菌状态被破坏	将患者连接端的拉环拉开后，检查绿色易碎折头，观察是否有持续的液体流出。正常情况下可能在患者连接处和拉环内会有数滴液体，如果发现有持续的液体流出，应丢弃此袋透析液，因为无菌状态可能已受破坏
	对腹透液进行使用前检查时，内袋可能有些不透明或微黄色属正常现象，约 85% 的医护人员和患者误以为此种情况应丢弃腹透液	由于腹膜透析液是通过高温高压蒸汽灭菌，故在灭菌过程中内袋、导管容易吸收少量水分而显得发白和不透明，内外袋之间、管路和废液袋中会存在一定量的水珠，这是正常现象。随着存放时间的延长，不透明现象和水珠会逐渐消失。这些水珠经过灭菌循环，不会对产品有任何影响。对于 2L 装的双联双袋产品，水量低于 2ml 属正常范围 加强医护人员和患者对腹透液使用说明的学习
	对腹透液进行使用前检查时，管路以及引流袋内有少量的小水珠属正常现象，约 50% 的医护人员和患者误以为此种情况应丢弃腹透液	
有效期[2]	收货放置时未将旧批号药品放置在上面先用的位置 不检查腹膜透析液的有效期	收货时要求送货人员将旧批号药品放置在上面先用的位置 使用前检查腹膜透析液的有效期
规格[2]	更换厂家和品规时，不检查腹膜透析液的规格	使用前检查腹膜透析液的规格；在更换厂家和品规时，送货人员在药品外包装箱上贴好提醒标签，并对患者或家属、保姆说明

续表

风险点	风险点描述	风险管控措施
加热[2]	1. 使用微波炉、消毒碗柜及热水浸泡等方式进行加热 2. 加热温度过高 3. 预热前拆开包装分开管路 4. 如果腹透液温度较低，容易导致患者腹痛或腹泻，也可能因此引发腹腔感染	1. 仅可使用干热法加热，例如，使用恒温培养箱或电热毯预热产品（加热至37℃左右） 2. 整袋产品预热（包括外袋、管路、废液袋） 3. 使用恒温加热装置控制温度 4. 利用视频等方式加强培训
使用后丢弃[3]	使用后直接丢弃	正确处理使用过的双联双袋的方式是，用剪刀毁形丢弃。如果患者有肝炎等传染疾病，建议先消毒使用过的双联双袋，再用剪刀毁形丢弃
其他[2]	患者或家属不遵守操作规则	1. 通过面授或远程培训（电话、微信、手机APP），向患者或家属、保姆讲授不依从的危害性 2. 远程自动化监测相关指标 3. 医生、护师或药师上门服务，针对患者出现的问题及时解决 4. 鼓励患者之间交流经验

注：1. 信息来源：药品说明书。
2. 信息来源：问卷调查。
3. 信息来源："百特云透析"公众号。

第八节 用药监测风险管理

临床药学服务存在的风险点与管控措施如表2–21所示。

表 2–21 临床药学服务风险管控

风险点	风险点描述	风险管控措施
药师资质	为腹膜透析患者提供药学服务的药师未经规范化培训	对提供腹膜透析药学服务的药师进行规范化培训，考核合格后经医院授权参与腹膜透析患者药学服务工作[1]
		基层医疗卫生机构从事居家药学服务的药师，应积极参与家庭医生服务团队工作，与服务团队中的家庭医生、社区护士及公卫医师等人员相互配合，为居家患者提供居家药学服务
		药师在向居家患者提供居家药学服务之前应该与居民签订服务协议（亦可在居民与家庭医生签订的协议中包含药学服务内容），授予药师查看居家患者医疗记录，为居家患者提供药学服务的权利
		基层医疗卫生机构和居家服务药师应加强风险防范意识并采取相应措施。于患者住所提供服务时，应实行双人登门制
		药师于基层医疗卫生机构或患者住所提供服务时，药师应着工作服、佩戴胸牌，按预约时间提供服务

续表

风险点	风险点描述	风险管控措施
药师资质	为腹膜透析患者提供药学服务的药师未经规范化培训	药师评估居家患者药物治疗需求，包括但不限于以下内容：居家患者性别、年龄、患病种数、身体状况（包括体重指数、意识情况及是否具备完整吞咽药物的能力）、过敏史、药品不良反应史、全年就诊次数、药物使用种类数、用药依从情况、使用的药品中是否含有需使用特殊给药途径和特殊给药方式的药品和（或）高警示药品、最近是否有较大用药调整（如出院刚回到家中等情形）、家中是否余药较多并存在过期用药风险、居家患者所需药物是否易得、是否遵从医嘱按时服药等 药师依据评估结果，与居家患者共同制定居家药学服务计划
用药清单的整理和制作	—	对于反复就诊患者，以及合并用药种数多的患者，药师可协助居家患者整理和制作目前用药清单
用药教育	—	药师应当了解居家患者的用药依从性，进行药物的使用目的、用法用量、注意事项等教育 药师为居家患者进行科普宣传，选择个性化的科普宣教方式，使用通俗易懂的语言将正确的用药信息传播给患者，指导患者安全、有效、经济和适宜用药
用药咨询	—	当居家患者对自己的药物有疑问或者担忧时，药师宜提供用药咨询服务
清理家庭药箱	—	药师可指导有需要的居家患者清理家庭药箱，关注家中药品的有效期、性状和储存条件等，对居家患者进行药品整理、分类存放、过期或变质药品清理提供服务指导建议

续表

风险点	风险点描述	风险管控措施
药品不良事件和药物相互作用筛查	—	对居家患者所用药物进行整理，核实患者实际用药情况。对常见不良反应和药物相互作用进行询问和筛查
服药依从性	—	药师可通过面谈、电话、网络等方式了解居家患者的服药依从性，并采用合适的方式提高患者用药依从性
远程访视	—	
与临床医生和护士沟通	—	若访视中发现居家患者存在药物治疗问题，药师应及时与家庭医生沟通，由家庭医师确定是否需要调整药物治疗方案[1]
服务记录	—	药师提供居家服务后，应记录服务内容，填写访视表；涉及用药方案调整由家庭医生确认并签字。若药师对居家患者进行了用药清单的整理和制作，应当将整理后的用药清单原件或副本提供给患者参照执行。记录文书既是药师工作量的体现，也是医疗服务质量的保证。基层医疗卫生机构应保证居家药学服务内容全过程可以追溯
患者隐私	—	在保证居家患者隐私权的情况下，宜开展行业内交流经验，促进服务质量提高

注：1. 信息来源为医疗机构药事管理与药学服务（中国医院协会团体标准 T/CHAS 20-2-8-2021）。

长期腹膜透析患者需要定期完成许多健康指标监测。每季度需要检测 1 次的项目包括血常规、网织红细胞、肝功能、肾功能、血清 β2 微球蛋白、各种电解质、血脂、CRP、血糖、糖化血红蛋白、碱性磷酸酶、钙磷乘积、全段甲状旁腺激素、血清铁、铁蛋白、总铁结合力、转铁蛋白等。每半年需要检测1次的项目包括主观综合性营养评估、身体质量指数（BMI）、腹膜平衡试验（PET）、尿素清除指数和内生肌酐清除率等。每年还需要检查胸部X线摄片、心电图、心脏彩超及各种血清学传染病标志物等。腹透相关的监测内容较为完善。本节主要介绍新上市的艾考糊精腹膜透析液在使用过程中的血糖监测风险管理。使用艾考糊精腹膜透析液患者测定血糖时，需要使用葡萄糖专一性试纸，排除麦芽糖的干扰，才能获得准确的血糖结果，具体风险点及管理措施见表2–22。

表2–22　艾考糊精腹膜透析液血糖监测风险管控

风险点	风险点描述	风险管控措施
血糖浓度测定[2]	1. 腹膜透析时，少量艾考糊精会被身体吸收，经过α–淀粉酶代谢为聚合作用较低的寡糖，包括麦芽糖（DP2）、麦芽三糖（DP3）、麦芽四糖（DP4）等，从而影响某些血糖仪和血糖试纸的检测精度，导致血糖读数假性升高 2. 血糖读数假性升高可能引起患者或医护人员不再对低血糖症进行治疗，或不恰当使用胰岛素，进而导致低血糖加重	1. 使用艾考糊精腹膜透析液时，测血糖须用葡萄糖专一性试纸[1]，排除麦芽糖的干扰，获得准确的血糖结果 2. 培训所有医护人员，使用葡萄糖专一性试纸，以避免不适当给予胰岛素，导致低血糖 3. 停用艾考糊精腹膜透析液两周内仍可能会发生假性高血糖，仍须使用葡萄糖专一性试纸 4. 在开始艾考糊精腹膜透析液初始治疗之前，患者必须在透析中心进行相关培训

注：1. 不可使用利用GDH–PQQ或GDO及部分以GDH–FAD的方法测量血糖的血糖仪或试纸。
2. 信息来源：药品说明书。

第九节　用药教育风险管理

虽然医生、护师和药师会通过多种方式对腹膜透析患者、家属及相关人员进行教育，但经问卷调查后，发现用药教育不足、不良网络信息、说明书字体过小及内容难懂是用药教育环节的主要风险点。医务人员仍应有针对性地加强对患者腹膜透析液使用的培训，定期宣教和再培训，教育患者提防网络信息带来的误导，同时提醒厂商关注说明书的设计合理性，提高腹膜透析液的用药安全性。用药教育风险点及管理措施如表 2–23 所示。

表 2-23　用药教育风险管控

风险点	风险点描述	风险管控措施
居家培训	居家治疗时培训教育不足，各环节不能规范操作，导致感染等各种风险。这些原因包括： 1. 教育程度不足，无法理解沟通内容 2. 网络信息化条件不足 3. 跟踪随访方式单一，频次少	1. 当患者无法正确理解时，要培训家属或保姆 2. 为患者之间互相学习提供条件 3. 设法提高跟踪随访频次 4. 社区家庭医生团队上门指导
说明书	1. 字体太小，老年人难以阅读 2. 使用说明不够详细，易产生误解 3. 储存环境描述不够详细 4. 更新不及时	1. 必要时使用较大的字体型号 2. 制作宣传手册和视频，图文结合 3. 及时更新说明书

续表

风险点	风险点描述	风险管控措施
网络信息	1. 患者对长期腹透没有信心而焦虑，在网上查询自己身体症状，自行更改治疗方案或听从他人经验加用药物 2. 患者观看网上不标准的透析操作，误以为可简化透析流程 3. 自行购买腹透液袋装废液而导致腹膜炎 4. 患者被非法广告所欺骗	1. 医护人员应加强培训和随访，帮助患者树立合理用药理念，了解治疗目的，减轻忧郁，提高患者治疗的依从性 2. 医护人员定期对患者进行腹透液使用宣教，强调规范操作的重要性 3. 畅通医患沟通渠道，让患者有问题就会联系医护人员或自己的家庭医生团队

信息来源：问卷调查。

参考文献

[1] Institute for Safe Medication Practices. High-Alert Medications in Acute Care Settings. 2018. https://www.ismp.org/recommendations/high-alert-medications-acute-list.

[2] 2019 冠状病毒病（COVID-19）：与终末期肾病相关的问题. https://www.uptodate.cn/contents/zh-Hans/covid-19-issues-related-to-end-stage-kidney-disease（Accessed on May 30，2022）.

[3] 陈香美. 腹膜透析标准操作规程［M］. 北京：人民军医出版社，2010.

[4] 透析相关淀粉样变性. https://www.uptodate.cn/contents/zh-Hans/dialysis-related-amyloidosis（Accessed on May 29，2022）.

[5] 丁嘉祥，甘红兵，方晓完，等. 碘液微型盖相关性腹膜炎的临床调查研究［J］. 中国血液净化，2020，19：449-453.

[6] Silver SA，Harel Z，Perl J. Practical considerations when prescribing icodextrin：A a narrative review［J］. Am J Nephrol，2014，39（6）：515-527.

[7] 范洪伟. 热病——桑福德抗微生物治疗指南［M］. 48 版. 北京：中国协和医科大学出版社，2018.

[8] 广东省药理学会药学监护专业委员会. 广东省维持性

腹膜透析患者用药监护及药学服务共识［EB/OL［J］.（2021-04-14）［2022-11-1］. http://www.gdyl.org/ylh/UserFiles/article/File/20210426/20214262632818.pdf

［9］Browning MJ，Holt HA，White LO，et al. Pharmacokinetics of cefotetan in patients with end-stage renal failure on maintenance dialysis［J］. J Antimicrob Chemother，1986，18：103-106.

［10］Vlasses PH，D'Silva H，Rocci ML，et al. Disposition of intravenous and intraperitoneal cefoxitin during chronic intermittent peritoneal dialysis［J］. Am J Kidney Dis，1983，3：67-70.

［11］Andrassy K. Pharmacokinetics of cefotaxime in dialysis patients［J］. Diagn Micr Infec Dis，1995，22：85-87.

［12］Okamoto MP，Nakahiro RK，Chin A，Bedikian A. Cefepime clinical pharmacokinetics［J］. Clin Pharmacokinet，1993，25：88-102.

［13］中华医学会肾脏病学分会肾性贫血诊断和治疗共识专家组. 肾性贫血诊断与治疗中国专家共识（2018 修订版）［J］. 中华肾脏病杂志，2018，34：860-866.

［14］Wattel F，Gosselin B，Chopin C，Durocher A.［Letter：Massive intoxication by isoniazid. Treatment by peritoneal dialysis］［J］. Nouv Presse Med，1975，4：1134-1135.

［15］透析女性的妊娠. https://www.uptodate.cn/contents/zh-Hans/pregnancy-in-women-on-dialysis.（Accessed on May 29，2022）.

［16］Oliverio AL，Hladunewich MA. End-Stage Kidney Disease

and Dialysis in Pregnancy [J]. Adv Chronic Kidney Dis, 2020, 27: 477-485.

[17] Chua A, Warady BA. 儿童长期腹膜透析. UpToDate 临床顾问. https://www.uptodate.cn/contents/zh-Hans/chronic-peritoneal-dialysis-in-children (Accessed on June 5, 2022).

[18] 老年人的维持性透析. https://www.uptodate.cn/contents/zh-Hans/maintenance-dialysis-in-the-older-adult (Accessed on May 29, 2022).

[19] 中华医学会糖尿病学分会微血管并发症学组. 糖尿病肾病防治专家共识(2014 年版)[J]. 中华糖尿病杂志, 2014, 6: 792-801.

[20] 透析患者高血压. https://www.uptodate.cn/contents/zh-Hans/hypertension-in-dialysis-patients (Accessed on June 2, 2022).

[21] 国家肾脏疾病临床医学研究中心. 中国慢性肾脏病矿物质和骨异常诊治指南概要 [J]. 肾脏病与透析肾移植杂志, 2019, 28: 52-57.

[22] 中华医学会血液学分会红细胞疾病学组. 铁缺乏症和缺铁性贫血诊治和预防多学科专家共识 [J]. 中华医学杂志, 2018, 98: 2233-2237.

[23] 尹唱, 廖玉梅. 持续非卧床腹膜透析患者换液环境的研究进展 [J]. 护理学杂志, 2020, 35: 111-113.

[24] 赵慧萍, 王梅. 2020 年国际腹膜透析学会《处方高质量、目标为导向的腹膜透析》指南推荐解读 [J]. 中国血液净化, 2020, 19(12): 793-797.

[25] 袁伟杰. 现代腹膜透析治疗学 [M]. 北京：人民卫生出版社，2011.

[26] 马珂，卢晓阳，陈红梅. 腹膜透析患者的药学监护 [M]. 杭州：浙江大学出版社，2017.

[27] 维持性腹膜透析中的快速转运者. https://www.uptodate.cn/contents/zh-Hans/rapid-transporters-on-maintenance-peritoneal-dialysis (Accessed on June 2, 2022).

[28] 2 型糖尿病合并晚期慢性肾脏病或终末期肾病患者的高血糖管理. https://www.uptodate.cn/contents/zh-Hans/management-of-hyperglycemia-in-patients-with-type-2-diabetes-and-advanced-chronic-kidney-disease-or-end-stage-kidney-disease (Accessed on June 2, 2022).

[29] 慢性肾脏病儿童生长障碍的预防和治疗. https://www.uptodate.cn/contents/zh-Hans/growth-failure-in-children-with-chronic-kidney-disease-prevention-and-management (Accessed on Oct 18, 2022).

致　谢

安卓玲　首都医科大学附属北京朝阳医院
蔡本志　哈尔滨医科大学附属第二医院
常　翠　深圳市人民医院
陈镜宇　普洱市人民医院
陈　崴　中山大学附属第一医院
陈文瑛　南方医科大学第三附属医院
董　捷　北京大学第一医院
封宇飞　北京大学人民医院
冯婉玉　北京大学人民医院
葛卫红　南京大学医学院附属鼓楼医院
菅凌艳　中国医科大学附属盛京医院
郭代红　解放军药品不良反应监测中心
姜　玲　中国科技大学附属第一医院
黎小妍　中山大学附属第六医院
李国辉　中国医学科学院肿瘤医院
李亦蕾　南方医科大学南方医院
梁　艳　解放军总医院第三医学中心
罗　璨　南京医科大学第一附属医院
马满玲　哈尔滨医科大学附属第一医院
马培志　河南省人民医院药学部
潘　杰　苏州大学附属第二医院药学部

潘裕华　广东省人民医院药学部
沈承武　山东省立医院药学部
沈　素　首都医科大学附属北京友谊医院
苏乐群　山东省千佛山医院
陶　霞　上海长征医院药剂科
吴建龙　深圳市第二人民医院药学部
谢守霞　深圳市人民医院药学部
闫素英　首都医科大学宣武医院
阳　晓　中山大学附属第一医院肾内科
左笑丛　中南大学湘雅三医院药学部